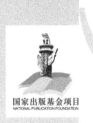

国家出版基金项目
NATIONAL PUBLICATION FOUNDATION

土单验方卷 **5** （上）

「十三五」国家重点出版物出版规划项目

国家出版基金资助项目

# 新中国地方中草药文献研究

（1949—1979年）

张瑞贤 张 卫
刘更生 蒋力生

主编

SPM
南方出版传媒 广东科技出版社
北京科学技术出版社

图书在版编目（CIP）数据

新中国地方中草药文献研究：1949—1979年. 土单验方
卷. 5：全3册 / 张瑞贤等主编. —广州：广东科技出版社；
北京：北京科学技术出版社，2020.10
　　ISBN 978-7-5359-7365-8

　　Ⅰ. ①新… Ⅱ. ①张… Ⅲ. ①中草药—地方文献—研
究—中国—现代 ②土方—汇编 ③验方—汇编 Ⅳ. ①R28

　　中国版本图书馆CIP数据核字（2019）第240132号

**新中国地方中草药文献研究（1949—1979年）·土单验方卷5：全3册**

Xinzhongguo Difang Zhongcaoyao Wenxian Yanjiu（1949—1979 Nian） Tudan Yanfang
Juan 5 Quan 3 Ce

出 版 人：朱文清

责任编辑：莫志坚　赵雅雅　侍　伟　尤竞爽

责任校对：贾　荣

责任印制：彭海波　张　良

封面设计：蒋宏工作室

出版发行：广东科技出版社　http://www.gdstp.com.cn
　　　　　（广州市环市东路水荫路11号　邮政编码：510075　电子信箱：gdkjzbb@gdstp.com.cn）
　　　　　北京科学技术出版社　http://www.bkydw.cn
　　　　　（北京市西直门南大街16号　邮政编码：100035　电子信箱：bjkj@bjkjpress.com）

销售热线：0086-10-66113227（发行部）　　0086-10-66161952（发行部传真）

经　　销：新华书店

印　　刷：北京虎彩文化传播有限公司
　　　　　（河北省廊坊市固安县工业区南区通达道临7号　邮政编码：065500）

规　　格：787mm×1 092mm　1/16　印张106　字数848千

版　　次：2020年10月第1版
　　　　　2020年10月第1次印刷

定　　价：2670.00元（全3册）

# 目 录

# 中草药单方验方汇编

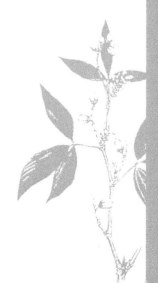

# 提　要

宜昌地区民卫局编印。

1971 年 3 月出版。共 398 页，其中前言、目录共 13 页，正文 381 页，插页 4 页。

精装本，红色塑料套封。

本书分为传染病的预防与治疗、战伤、外科、内科、妇产科、小儿科、五官科 7 部分，涉及 157 种疾病。每部分下列有病名，有些病名后注有地方常用名，如疟疾后就注有"打摆子""冷热病"。每种疾病下先描述其主症，后给出处方几个到十几个不等。某些疾病具有分型，本书分别描述各型主症，分别出方，但没有写明证型名称，如痢疾分 3 型，但未写明具体哪 3 个证型。处方下写明方剂组成、用法及来源。药名一般采用地方习用名，但后面注明其正名，如"大白（槟榔）"。有些方剂后附有服用后的正常反应，如治疗疟疾的处方 1，"蜣蚂七一个（指其块根）。用法：鲜药去皮毛内服，冷开水送下。（有腹泻情况）"。由于本书汇编处方系各级医院及医疗站的经验方，所以没有方名。

# 中草药单方验方汇编

# 目　　录

## 传染病的预防和治疗

1

1949
新　中　国
地 方 中 草 药
文 献 研 究
(1949—1979年)
1979

# 外　科

3

1949

新 中 国
地 方 中 草 药
文 献 研 究
(1949—1979年)

1979

4

# 内　　科

5

1949
新 中 国
地方中草药
文 献 研 究
(1949—1979年)
1979

6

1949

新　中　国
地 方 中 草 药
文 献 研 究

(1949—1979年)

1979

# 小　儿　科

8

# 五 官 科

9

1949

新 中 国
地 方 中 草 药
文 献 研 究
(1949—1979年)

1979

10

# 传染病的预防和治疗

· 白 页 ·

# 感 冒

**主症**：畏冷、发烧、鼻塞、喷嚏，头痛无汗或全身酸痛。

**方1**：无根藤二两　红糖五分

**用法**：将无根藤切片入锅熬煎二次滤液去渣澄清四小时再入锅煮沸加糖浓缩取糖浆150毫升即成。一日三次，每次服50毫升。亦可制成针剂。主治感冒，高烧等症。

**宜昌市中医院**

**方2**：苏叶一两　荆芥一两　苍耳草六钱

**用法**：共研细末，开水冲服，一日三次，每次二钱。

**宜昌地区人民医院**

1

1949

新　中　国
地 方 中 草 药
文 献 研 究
(1949—1979年)

1979

**方**3：牛王刺三两　　木则三两　　薄荷三两
　　　　二花藤三两

**用法**：细末为丸，每服二钱，一日三次。

**长阳县高家堰公社**


**方**4：荆芥5钱　　薄荷1钱　　淡豆豉10钱
　　　　葱白20根

**用法**：水煎服，一日三次。

**远安县**


**方**5：苏叶一两　　生姜三片　　葱白7寸

**用法**：水煎服，汗出则愈。

**当阳县**


**2**

# 流　感

**主症**：怕风、头痛、口渴或咽痛，发烧重，
　　　汗出热不退，尿黄、苔黄。

**方1**：松针 2—3 两

**用法**：煎水当茶饮，一日三次。预防流感、
　　　流脑、麻疹。

### 枝江县石岭公社

**方2**：茅草根　芦芽根　白菜根　萝卜根
　　　各等量

**用法**：煎服加糖，一日二次，连服七天。
　　　预防感冒、脑炎、麻疹、百日咳。

### 枝江县冯口公社

**方3**：车前草　马鞭稍　茅草根　水竹叶
　　　野菊花　桑叶各等分

3

1949

新 中 国
地 方 中 草 药
文 献 研 究
(1949—1979年)

1979

**用法**：水煎服。预防流感。

**秭归县太平公社**

**方 4**：薄荷一两　野菊花一两　芦根一两
车前草一两　水竹叶一两

**用法**：水煎服。

**当阳县**

**方 5**：石仙桃二两　红糖五钱

**用法**：将石仙桃切片入锅熬煎二次滤液去
渣澄清四小时再入锅煮沸加糖浓缩
取糖浆150毫升即成，一日三次，每
次50毫升，饭后服。主治上感、流
感、发高烧等各种炎症。亦可制成
针剂。

**宜昌市中医院　第一人民医院**

**方 6**：牛王刺根二两

**用法**：洗净晒干切片，煎水温服，一日三
次，三日服完。

**秭归县营盘公社**

4

# 流行性脑脊髓膜炎
## （简称流脑）

**主症：** 冬春季节突然高烧、头痛、身痛、颈项强直，呕吐，有时可见皮疹，严重时嗜睡或惊厥，痉挛。

**方药：** 贯头尖三钱　松毛五钱　青菜根五钱　竹叶三钱　石羔一两　野菊花五钱　车前草四钱　龙胆草三钱

**用法：** 水煎服，连服三天。（上为一人三天的剂量。）预防流行性脑膜炎。

**秭归县太平公社**

5

1949

新 中 国
地方中草药
文 献 研 究
(1949—1979年)

1979

# 乙 型 脑 炎

**主症**：病起高热头痛，惊厥抽搐，甚者神
志昏迷，衰竭死亡。

**方药**：板兰根一两

**用法**：水煎服。亦可制成针剂，肌肉注射，
每日2—4次。

**宜都县红花区**

6

# 流行性腮腺炎
## （抱耳风　痄腮）

**主症**：起病急骤，畏寒发热，一侧或双侧
　　　　耳下腮部肿大，局部发热、疼痛。
　　　　多见于冬春二季，极易流行。

**方1**：鱼腥草一两

**用法**：水煎服，并用适量外敷。

宜都县向阳公社

**方2**：樟脑

**用法**：研细末薄撒于黑膏药上（无黑膏药
　　　　用胶布亦可），用明火烧樟脑粉待
　　　　溶化时贴角孙穴或用灯火灸角孙穴
　　　　效果很好。

宜都县红花区

**方3**：水螺丝（去壳）数个

7

1949

新 中 国
地 方 中 草 药
文 献 研 究
(1949—1979年)

1979

用法：捣烂外敷。

兴山县

方4：马鞭草二两
用法：捣烂敷患处。

枝江县

方5：韭菜田里的白颈蚯蚓六条　红糖五
钱
用法：捣烂敷患处。

枝江县冯口公社

方6：鱼腥草　金银花各一两
用法：煎水服，渣捣烂敷患处。

兴山县夫子镇

方7：花椒树根边的土
用法：醋调敷患处。

长阳县乐园公社 枝江县八亩、新闸公社

方8：青牛胆（九子莲　地苦胆）
用法：每服五钱，亦可磨浓汁外搽。

远安县民卫局

8

# 麻　疹

**主症：** 初起，口腔内颊粘膜及唇内侧有针
尖大小的白点，周围红晕并有发
烧、眼红、流泪、咳嗽、流涕等感
冒症状。

**方1：** 葛根　芫荽　桑皮　水竹尖　薄荷
忍冬藤各等量

**用法：** 水煎服。预防麻疹。

秭归县太平公社

**方2：** 黄花菜四两

**用法：** 研细末，一日三次，每次二钱，姜
水送下。适用于初期或疹出不透。

长阳县晓麻溪公社

1949

新　中　国
地方中草药
文　献　研　究
(1949—1979年)

1979

**方**3：芫荽菜四两

**用法**：煎水五斤，煮沸即可，忌久熬。先
蒸后洗，亦可取出小杯内服。主治
疹出不透。

**宜昌县**

**方**4：鱼腥草一两　杏仁三钱　麻黄绒一
钱

**用法**：水煎频服。主治疹毒入肺，高热咳
喘，鼻翼煽动。

**枝江县**

10

# 白　喉

**主症**：咽喉疼痛，发热，声哑，检查可见咽喉红肿，两旁或后面有一层白膜，不易擦去。严重者有全身中毒症状，可见心跳快，脉微，颜面苍白、四肢冰冷，甚至心衰死亡。

**方1**：苍耳子全草

**用法**：水煎服。

当阳县跑马公社

**方2**：土牛夕一两　鱼腥草一两　白芥子二钱

**用法**：水煎服，每日1—2剂，连服4—5天。

枝江县

11

1949

新 中 国
地 方 中 草 药
文 献 研 究
(1949—1979年)

1979

# 百 日 咳

**主症：** 阵发性呛咳、咳声连续十几声甚则几十声，吸气时可听到类似鸡鸣声或伴有呕吐。

**方1：** 菜子七根五钱至一两

**用法：** 用鲜或干菜子七煎水服，或晒干、研粉用蜂蜜拌服。成人每日五钱至一两，小儿3—5钱。分三次服。

长阳县贺家坪区

**方2：** 土青蛙1—3支

**用法：** 放碗中，用碗盖住，用开水点滴青蛙（不能烫死），收集蛙尿。一日三次，每次服一只青蛙的尿。

远安县

12

**方3**：蜜炙百部三钱　黄荆树菀二钱　射
干一钱
**用法**：水煎服。

### 五峰县

**方4**：公鸡苦胆
**用法**：开水冲服。

### 兴山县

**方5**：羊胆或猪胆
**用法**：用生绿豆塞满胆内，阴干后取出绿
豆研末，拌饭蒸熟后做丸，每次1
—2钱，糖开水送服，一日2—4
次。

### 枝江县

**方6**：鲜生姜　桑树根皮　蜂糖
**用法**：鲜生姜捣汁，桑树根皮炒对蜂糖。

13

1949

新　中　国
地 方 中 草 药
文 献 研 究
(1949—1979年)

1979

一日三次。

**宜昌县大庙公社**

**方7：**百部一斤　甘草三两　红糖适量

**用法：**加水六斤，熬成1.6斤（800毫升），
　　　　1至2岁每次3毫升，一日三次，
　　　　视年龄大小酌情加减。亦可取汁同
　　　　梨子燉服。主治久咳，少气无力，
　　　　痰稀，面色苍白。

**宜都县红花套区**

14

# 肝　炎

## 一、急性黄疸性肝炎

**主症**：初起有发热、倦怠、胃纳不佳、上腹胀满，噁心、呕吐等症状，几天后即出现三黄（巩膜、皮肤、小便发黄），肝大压痛。

**方1**：白马骨（六月雪、路边姜）　茵陈　前仁　三白草　大黄　陈皮　连钱草　萃云草　枝子各等量

**用法**：细末为丸，每次服三钱，一日三次。

**长阳县高家堰公社**

**方2**：茵陈　马鞭草　马齿苋

**用法**：水煎服。

**宜都县**

15

1949

新 中 国
地 方 中 草 药
文 献 研 究
(1949—1979年)

1979

方3：茵陈2两　大枣1两　柴胡5钱
　　　过路黄1两
用法：水煎服，十剂。

秭归县

方4：金不换(红筋大黄)五钱　甘草一钱
用法：加水一碗煎半碗一次内服，用于面
　　　黄、小便短赤，右腹部压痛，四肢
　　　无力，食欲不振。

宜昌县

方5：摩来卷柏一两　茵陈一两
用法：水煎服，一日量，一日三次。

宜都县红花区

方6：虎杖根一两　败酱草五钱　蒲公英
　　　五钱
用法：水煎，每日分三次服。

长阳县青岗坪公社

以上各方均适用于急性无黄疸型肝
炎。

16

## 二、慢性迁延性肝炎

**主症**：急性肝炎不能痊愈，变成慢性。疲乏无力，食欲不振，肝区疼痛或肝大，大便不正常。

**方1**：田基黄（小对叶、地耳子草）

**用法**：细末，每次二钱，一日三次。

**长阳县晓麻溪公社**

**方2**：川连二钱　炒吴于一钱　玄胡三钱

**用法**：水煎服，一日三次。

**枝江县新闸公社**

**方3**：白头蚯蚓五条（小的加倍）

**用法**：洗净放碗内加蜂糖二两，待蚯蚓化水后分五次冲服。

**宜昌县**

17

1949

新 中 国
地 方 中 草 药
文 献 研 究
(1949—1979年)

1979

# 肺 结 核（俗称肺痨）

**主症：** 疲乏、潮热、面颊潮红、咳嗽、胸痛、咯血、消瘦、盗汗、厌食、失眠，妇女并有月经不调等，病重者有持续高热，或一天内体温变化很大，时高时低。

**方1：** 制百部　白芨　百合各等量

**用法：** 细末为丸，每服三钱，一日三次。另外可适当配用其他药物如：麦冬、天冬、核桃仁、花粉。本方适用各型肺结核。

　　　　　本地区各县均有使用

**方2：** 鲜鱼腥草一两　鸡蛋一个　冰糖

**用法：** 煎水去渣，将鸡蛋打入搅匀后加冰糖少许，早晚各服一次。本方适用

18

持续高热者。

**远安县医院**

方3：白芨一斤　炒糯米一斤　白糖少许
用法：研细末加糖,每次一两,一日三次。
　　　对空洞型肺结核较好。

**宜昌县**

方4：麦斛　鱼腥草各等分
用法：水煎服。亦可加用岩白菜或抱石莲
　　　等。主治结核性胸膜炎有胸痛、咯

　　　血、潮热者。

**宜昌县下堡坪公社**

方5：白芨一斤　大蒜半斤　百部三两
用法：研细末为梧桐大丸,每次服15丸,
　　　一日三次。主治慢性纤维性空洞型
　　　肺结核,即"痨病"。

**长阳县社林公社**

19

1949

新 中 国
地 方 中 草 药
文 献 研 究
(1949—1979年)

1979

**方 6**： 生地五钱　生艾叶五钱　侧柏叶
妇女头发烧灰一两

**用法**： 三叶加生地用水煎浓，加发炭一两
服。

远安县

**方 7**： 白芨四两　田三七二钱

**用法**： 共研细冲服。适用于结核大出血。

当阳县

**方 8**： 沙参五钱　百部四钱　白合五钱
白芨一两　桑皮四钱　麦冬四钱

**用法**： 煎服，一日三次，三日一剂，连服
五剂，本方适用于结核大出血。

秭归县

**方 9**： 韭菜汁一两　童便半碗

**用法**： 吞服。

秭归县

20

# 疟疾（打摆子 冷热病）

**主症**：先冷后烧，最后汗出热退。间日疟每隔一天发作一次，三日疟每隔二天发一次，恶性疟发作不规则，病久者可有脾大、贫血等症状。

**方1**：蛓蚂七一个（指其块根）

**用法**：鲜药去皮毛内服，冷开水送下。（有腹泻情况）

**宜昌市医联**

**方2**：野棉花根（打破碗花花）5支　鸡蛋

**用法**：煮鸡蛋，煮熟后去壳再煮至黑色缩小后即可内服，每次 2 — 3 个鸡蛋。

**宜昌市医联**

21

1949

新 中 国
地 方 中 草 药
文 献 研 究
(1949—1979年)

1979

**方3：** 鹅不食草适量

**用法：** 捣烂取汁内服，渣敷内关穴。

**宜都县白水公社**

**方4：** 马鞭草　水蜈蚣各五钱

**用法：** 水煎服，一日三次，亦可治感冒，孕妇忌用。

**宜都县红花区**

**方5：** 马鞭草三两

**用法：** 水煎服。

**宜都县燎原公社**

**方6：** 鲜桃树尖叶七个

**用法：** 捣烂包脉心，男左女右，包二次即好，每次包半天。

**秭归县罗家公社**

22

**方7：** 无根藤（菟丝子藤）鲜品三两　鸡
蛋三个
**用法：** 共煮至蛋熟，打破蛋再煮，吃蛋喝
药。主治年久不愈。

**宜都县蔡冲公社**

**方8：** 鸡骨常山（又名黄常山）
**用法：** 切片酒炒研末，每次5钱，在发作
前1—3小时服一次，发过后再服
一次，若服药时已发作，第二次隔
4—6小时后服一次。

**宜昌县**

**方9：** 葱头5只　辣椒2只或生蒜一枚
**用法：** 捣烂敷脉心处。

**宜昌县**

1949

新 中 国
地 方 中 草 药
文 献 研 究
(1949—1979年)

1979

# 痢 疾

## 一、

**主症**：屙红白冻子，次数多，腹痛坠胀，
肛门灼热，或全身发烧。可任取如
下一方。

**方1**：马鞭草三钱　白头翁三钱　广木香
一钱　土黄连二钱

**用法**：研末，成人一日三次，每次二钱，
开水送服，忌油腻生冷。

秭归县兰林公社

**方2**：阴阳七（红白二元）

**用法**：鲜服，每次一两，一日三次。

兴山县　长阳县西阴公社

24

方3：野柿子五钱　马齿苋一两

**用法**：煎水服。

**当阳县陈场公社**

方4：白头翁　车前子　山楂炭　地榆炭

　　　各五钱

**用法**：水煎服。适用于下痢赤白，肛门灼

　　　热。

**当阳县跑马公社**

方5：马鞭草一两　陈茶叶五钱

**用法**：煎服。亦治赤白带下。

**枝江县馨窑公社**

方6：白头翁

**用法**：水煎服。

**宜都县景桥公社**

25

1949

新 中 国
地 方 中 草 药
文 献 研 究
(1949—1979年)

1979

方7：黄花草叶（千里光） 蜂糖 分量
酌情
用法：黄花草叶捣烂取汁加蜂糖，每次半
匙，饭前开水送下。

宜昌县

方8：浓茶一杯 醋半杯
用法：顿服，连服三天

宜昌县

## 二、

主症：下痢赤白，红多白少，腹痛高烧。
方1：孔雀草（大凤尾草） 马齿苋
用法：煎服。

宜都县王畈区

方2：鲜白头翁二两 仙鹤草二两 红辣
蓼八钱 鱼腥草八钱 见血飞四钱

26

地于五钱　土黄连一两

**用法：**水煎服，为一日量。

**宜都县青林公社**

**方3：**大蒜10克

**用法：**捣烂,加冷开水100毫升浸泡24小时
后取汁加适量红糖服，一日二次，
每次10毫升。

**神龙架林区**

**方4：**矮罗子树根　土黄连　凤尾草　马
齿苋　辣蓼草　地于各五钱至一两

**用法：**水煎服，一日三次。

**宜都县红花区**

**方5：**石耳(鲜品0.5—1两,干的3—5钱)

**用法：**水煎服。

**宜昌县**

27

1949
新中国
地方中草药
文献研究
(1949—1979年)
1979

**方**6：白头翁一两　黄柏二钱　丹皮三钱

白芍三钱　黄连三钱　槟榔三钱

红多加当归三钱　热症加二花三钱

**用法**：水煎服。

**当阳县**

**方**7：辣蓼二两　凤尾草五钱　地锦草五钱

**用法**：共研细末，水调为丸，一日三次，每次二钱。

**宜昌地区医院**

# 三、

**主症**：痢疾经久不愈，大便常混杂酱红色粘液或血。

**方**1：杉木炭

**用法**：做黄豆大丸子，每次十粒，一日三

28

次。

**秭归县扬林公社**

**方**2：铁马齿苋四两
**用法**：浓煎，每日分三次服。

**枝江县农兴公社**

**方**3：乌梅五钱　鸦胆子（去壳）三钱
　　　银花炭三钱
**用法**：研细，掺少许丐粉成丸如绿豆大，
　　　每次五分，一日二次。

**宜昌县**

**方**4：乌枚炭
**用法**：研末，每次1.5钱，一日二次，开水
　　　送下。

**宜昌县**

**29**

1949

新　中　国
地 方 中 草 药
文 献 研 究
(1949—1979年)

1979

方5：地锦草

用法：煎煮两次，浓缩制成糖浆。每毫升含生药1克，每次服10—20毫升，一日三次。主治：菌痢、腹泻、黄疸、小儿疳积。

**宜昌市第一人民医院**

方6：苦参四两　马齿苋一两　荷叶蒂一两

用法：水煎服，一日二次，适用于湿热性痢疾。

**远安县**

30

# 钩虫病（黄肿病）

**主症：** 面色萎黄，困倦无力、头昏、眼花、心慌、上腹常感不适或全身浮肿，有的人有特异嗜好。

**方1：** 硝石（煅）一两　矾石（煅）一两　大麦面四两

**用法：** 炼蜜为丸，每服三钱，一天两次。

**宜都县白水公社**

**方2：** 榧子　大白（槟榔）红屯各一两　贯仲五钱

**用法：** 水煎，分二次服，每日早晚饭前各服一次，每次服药时吃生大蒜2—3瓣。共服二天，亦可治蛲虫病。

**宜都县红花区**

31

1949

新 中 国
地方中草药
文 献 研 究
(1949—1979年)

1979

**方**3：白矾　皂矾　等分

**用法**:.放入沙罐内密封，烧七天七晚、研
　　　细末，用红糖做丸子。每服二钱、
　　　一日二次。

**秭归县**

**方**4：贯众五钱　苦栋树根白皮五钱　鹤
　　　虱子三钱

**用法**：水煎服，日二次。

**枝江县石岭公社**

32

# 绦 虫 病（寸白虫）

**主症**：大便中排出扁平白色的虫体节片，
一般患者无自觉症状或仅有腹胀、
腹泻、消瘦贫血等症状。

**方药**：葱子一两　韭菜子一两

**用法**：二药入罐内燃烟坐而熏之。

**当阳县**

1949

新　中　国
地方中草药
文　献　研　究
(1949—1979年)

1979

# 蛔 虫 病

**主症：** 经常有绕脐阵发性腹痛史，屙蛔虫
或吐蛔虫，面部皮肤常有大小不等
的花白色虫斑，巩膜（眼白）上往
往有兰褐色的斑点。

**方1：** 芫花根（又名闷头花根）细皮

**用法：** 切碎晒干（不要火炕，炕者无效）
研细末，炼蜜为丸如绿豆大。1--3
岁二粒，4—5岁七粒，6—8岁九粒，
9—10岁十粒，13岁——成人十二
粒，药量一次服完，空腹时服。
服后有的人可有恶心呕吐，可用苏
梗、生姜、薄荷煎水解之。忌油腻、
滞物。孕妇忌服。若一次不行，可
再服药一次，剂量比前次增加一

34

粒。

### 远安县望家公社

**方2**：苦栋树皮一两　甘草二钱　麦芽五
钱

**用法**：苦栋树刮去粗皮，细末为丸，每次
二钱，早晚各一次，适用于小儿蛔
虫。

注：单用苦栋树皮一两煎服，加糖
或煮鸡蛋或加蛇参、红藤根及其它
驱虫中药均可。

### 长阳　宜都　当阳　秭归

**方3**：大黄五斤　干漆（生扎壳）五斤
苦栋树皮十斤　红糖

**用法**：同煎去渣加糖成糖浆，每次10—15
毫升，一日二次。视小儿体质增减。
孕妇忌服。

### 长阳县花桥公社　双龙公社

35

1949

新　中　国
地方中草药
文　献　研　究
(1949—1979年)

1979

**方**4：苦栋根白皮一两　槟榔三钱　花椒
　　三钱　榧子三钱　巴豆一钱(去油)

**用法**：用红糖作成黄豆大丸。三岁以下每
　　服2丸，三岁以上服4丸。如泻下
　　不止，可服淘米水解之。

　　　　　　　　　　　　　　　**秭归县**


**方**5：桐子树根皮（细皮）

**用法**：用瓦焙干研末，每服二钱，空腹时
　　用，蜂糖八钱冲服。

　　　　　　　　　　　　　　　**宜昌县**


**方**6：野胡萝卜籽（南鹤虱）一把

**用法**：煎水服。忌食油。
　　另用野菸籽二钱即天名精子、北鹤
　　虱亦可。

　　　　　　　　　　　　　　　**当阳县**


36

**方7：** 红藤根二两　鸡蛋1—2个

**用法：** 煮服。

兴山县

**方8：** 搜山虎（又名蚂蚂七）

**用法：** 研细末，先将鸡蛋煎熟不放盐，将药均匀地放在鸡蛋里面，冷水送下，每次三钱，忌用开水服。虫下后若还腹泻可用绿豆、扁豆适量煮服可愈。

秭归县

**方9：** 臭椿树根白皮（樗树　凤眼树）二两

**用法：** 水煎一次服。

秭归县

**方10：** 石榴壳三钱　芒硝三钱

37

1949

新 中 国
地 方 中 草 药
文 献 研 究
(1949—1979年)

1979

用法：水煎一次服。

兴山县户漆公社

方11：桐树根白皮　苦楝树根白皮
用法：二药煎取浓汁一杯加砂糖熬膏，早
　　　晚空腹分二次服完。

兴山县大里公社

方12：兰山根皮　苦楝树根　大白　大黄
　　　使君
用法：研细末为糊做丸，成人每天二次，
　　　每次二钱，服二天。

当阳县王店公社

方13：石榴壳三钱　蛇参二钱　苦楝树根
　　　白皮四钱　苦参三钱
用法：水煎服或做丸分三次服。

五峰县仁和坪公社

38

# 血丝虫病（象皮腿　流火）

**主症：** 初期畏寒、发烧、肌肉酸痛、淋巴结肿大，股下出现下行性红线，反复发作常致下肢皮肤肿胀，增厚、粗糙如象皮，或有小便白浊，叫做乳糜尿。

**方1：** 苦楝子去果肉取核仁、再剥去核仁细皮2两　白酒2斤

**用法：** 苦楝核仁泡酒色变桔黄为度，每次5钱，睡前服，另外将猪板油同绸子或细布包裹敷象皮腿。

枝江县石岭公社

**方2：** 老虎花（即闹羊花）全草或兜三斤水菖莆一斤　艾叶半斤

39

1949

新　中　国
地方中草药
文　献　研　究
(1949—1979年)

1979

**用法**：水煎先熏后洗，一日一次 治象皮肿。

**枝江县仙女公社**

**方**.3：榔树皮半斤

**用法**：洗净同鸡蛋四个同煮，吃蛋，服二剂。

**当阳县陈场公社**

40

# 血 吸 虫 病

**主症**：初期接触疫水局部奇痒，20-60余天后出现畏寒或寒战，接着发热，高烧可出现谵妄、此外尚有头痛、四肢酸痛、疲乏、食欲减退、恶心、呕吐、腹胀、咳嗽、腹泻或便秘等。过后转入慢性患者，消化不良，轻微腹泻等，长期不作治疗病人身体消瘦，肝脾肿大和腹水，就是说的大肚子病。

**方1**：牛奶浆草

**制法**：用二、三年以上的牛奶浆草根，洗净，放清水中泡一小时左右，取出刮去黑色表皮，取中层皮（不要内心）晒干研末，（雨天用小火烤干，但烤成焦黄则 无效）密 封 备

**41**

1949

新 中 国
地 方 中 草 药
文 献 研 究
(1949—1979年)

1979

用，不要受潮，不宜久贮、或将细
末作成丸如绿豆大备用。

**用法**：每次一钱半至二钱，每天一次，早
晨空腹时用糖水送下，一般服药七
至十天。

**备注**：(1)采挖时，不要将白浆弄到口、眼、
鼻及皮肤上，否则引起肿痛。(2)服
药期间，忌食生冷，大荤厚油辛辣食
物及酒类。禁房事。(3)孕妇、哺乳妇
女、有吐血病史和溃疡病患者禁服。
夏季不宜服用。　　　　**枝江县**

**方2**：柳树叶（又名枫杨树叶）鲜叶半斤
或干叶二至五两

**用法**：水煎服，三十天左右为一疗程。

**备注**：柳树叶可以治血吸虫病外，鲜叶还
可以灭钉螺。将鲜枝叶丢在粪池内
浸泡可以灭蛆。

　　　　　　　　　　　**当阳县**

42

# 战　伤

· 白 页 ·

# 外 伤 止 血

**方**1：老虎台衣

**用法**：晒干，研极细末，敷伤口。

经宜昌及武汉有关单位进行动物试验情况：将家兔腹主动脉切开，十一秒钟止血；将肝叶部分切除，二十二至二十六秒钟止血（轻度加压）；将狗股动脉切开，两分钟内止血。

**秭归县太平公社**

**方**2：来血皮（三百棒皮）一两，射五加一钱五分　麦子芪三钱　大救驾三钱

热天加冰片五分，冷天加冷水七五.

43

1949

新 中 国
地 方 中 草 药
文 献 研 究
(1949—1979年)

1979

钱

**用法**：晒干或烘干，共研极细末，用凉开
水调成糊状敷伤口，隔天换药一
次。

经武汉有关单位进行动物试验
情况：将狗股动脉切开，两分钟内
止血。

**五峰县怀抱窝公社**

**方3**：朱砂莲　胡麻仁
**用法**：共研细末，外敷出血伤口。

**枝江县　神龙架林区**

**方4**：头顶一颗珠（地珠）六分　三百棒
根皮三分
**用法**：共研细末，外敷出血伤口。

**枝江县**

44

**方**5：土三七一两　伏龙干(灶心土)八钱

**用法**：细末敷伤处。

宜都县醒狮公社

**方**6：大救驾（见血非皮）　松树皮（或松针）　各等分

**用法**：细末外用。

长阳县高家堰公社

**方**7：头发　棕巴掌　各等量

**用法**：烧炭存性，为散，撒伤处。

长阳县贺家坪区

**方**8：见血飞　石龙骨

**用法**：细末，撒患处。

长阳县贺家坪区卫生院

**方**9：见血飞　石龙骨　九时还阳（卷柏）血余炭　白苎麻叶

**45**

1949

新 中 国
地方中草药
文 献 研 究
(1949—1979年)

1979

用法：细末，撒患处。适用于内伤吐血，
外伤破裂出血。

**长阳县贺家坪区卫生院**

方10：白芨
用法：捣出胶浆，敷之。适用于内出血，
外伤出血。

**宜都县白水公社**

方11：松毛粉（或松毛尖）
用法：捣烂敷

**秭归县　兴山县**

方12：雄黄连（或用根）
用法：捣烂敷。

**秭归县　兴山县**

方13：血三七

46

**用法：**药粉敷伤处。禁冷水。

**秭归县　兴山县**

**方14：**八大王（见血飞）

**用法：**外伤用皮研细末撒之；伤口劳伤用全药水煎服或泡酒服。每次三至五钱。

**秭归县**

**方15：**鲜马胡稍叶

**用法：**捣烂或嚼烂敷伤口。

**兴山县　秭归县**

**方16：**生半下

**用法：**研细末，涂伤处。

**宜昌县**

**方17：**杉木炭一两　石耳三钱

47

1949

新 中 国
地 方 中 草 药
文 献 研 究
(1949—1979年)

1979

**用法**：研细末，敷伤处。

**秭归县**

方18：白蒿
**用法**：捣烂敷

**兴山县**

方19：头顶一颗株　白山七　朱砂莲
**用法**：研末，开水调敷。

**兴山县**

方20：活血珠　扣子七
**用法**：捣烂敷或打伤后内有死血者内服。

**兴山县**

方21：生大黄二两　新石灰五两
**用法**：上药同炒，石灰变成桃花色为度。
　　　　去大黄，石灰捣细备用。

**兴山县**

48

方22：头顶一颗株
用法：研末撒伤处。

枝江县

方23：线麻叶
用法：研末撒伤处

枝江县

方24：大火焰草（土广三七）
用法：跌打损伤时外敷内服均可。

兴山县

方25：毛蜡烛　松树心
用法：捣烂敷。

兴山县

方26：白芨　石羔
用法：为末，敷伤口。亦可用于内出血。

当阳县

1949
新 中 国
地 方 中 草 药
文 献 研 究
(1949—1979年)
1979

方27：海蛸一两　夏天加冰片
用法：细末外敷。

**秭归县**

方28：松树皮中间红粗皮
用法：研粉撒患处。

**当阳县龙泉公社**

方29：见血飞　雄黄莲　毛蜡烛　瓜米还
　　　阳　冰片
用法：研细末撒患处。

**宜昌县太平溪区**

方30：水蛭
用法：研末撒患处。

**宜昌县三斗坪区**

方31：四季还阳二两　车轮还阳一两　阴

50

阳七一两　华树叶五两　钟乳石粉
一两五钱

**用法**：研粉，凉开水调敷患处。用于止血
接筋骨，亦治无名肿毒及疮痈。

**五峰县洞口公社**

**方**32：红内消四两　雄黄连二两　钟乳石
粉二两

**用法**：研细粉，凉开水调敷。

**五峰县洞口公社**

**方**33：土龙骨　陈石灰　各等量

**用法**：研细撒伤口。

动物试验情况：切开狗大隐静
脉十七秒钟止血，兔股动脉二十秒
钟止血。

**枝江县长春公社**

1949

新 中 国
地 方 中 草 药
文 献 研 究
(1949—1979年)

1979

方34：人血草五钱

用法：捣烂敷或捣汁内服。

**枝江县善窑公社　远安县**

方35：旱莲草（八角草）

用法：捣烂敷。

**宜都县翠丰公社**

方36：百草霜　没药　见血飞

用法：研细，蜜丸如黄豆大，每次五粒，
一日三次。主治各种内出血。

**宜都县云池公社**

方37：漆运子（干漆）三钱　血竭三钱
头发三钱

用法：烧炭末，每服一钱。主治内出血。

**秭归县**

52

**方38：**继木叶

**用法：**研细末撒伤处。刀爷伤者三分钟内
止血。

**宜昌市医联**

**方39：**白芷　生半夏　各等分

**用法：**研细末撒伤处。

**宜昌市医联**

**方40：**苎麻叶

**用法：**研细末撒伤处。

**宜昌县磨坪公社**

**方41：**红马桑树叶

**用法：**捣烂敷。

**宜昌县栗子坪公社**

**方42：**百草霜　地于炭

**用法：**外敷。

**宜昌县石桥公社**

53

1949

新 中 国
地 方 中 草 药
文 献 研 究
(1949—1979年)

1979

方43：血见愁　见血飞　天青地白
用法：研细末备用。

长阳县高家堰公社


方44：岩白菜
用法：外敷。内服治阴道出血。

五峰山石柱山公社


方45：活血珠
用法：捣烂敷。适用于刀伤出血。

兴山县龙头公社


方46：杉木炭　枯凡
用法：研细粉外敷。

兴山县木城公社


方47：三百棒根（或皮）
用法：研细末外敷。

秭归县天井公社

54

**方**48：毛香　牛金条叶　各等分
**用法**：鲜用或研末外用。

**秭归县向家公社**

**方**49：雄黄连　三百棒根皮
**用法**：研细末撒患处。

**兴山县长方公社**

**方**50：刀口药
**用法**：用叶子上的皮盖伤口。

**远安县**

**方**51：松树细白皮
**用法**：去粗皮敷伤口。

**当阳县**

**方**52：无名异
**用法**：研细末敷伤口。亦可内服。

**长阳县青岗坪公社**

55

1949
新 中 国
地 方 中 草 药
文 献 研 究
(1949—1979年)
1979

# 烧伤 烫伤

中草药治疗烧伤，烫伤以外搽及外敷等外治疗为主。用药前要用清洁水或淡盐水洗净伤面。如出现水泡，要用消毒针刺破，放出毒水。坏死组织要剪除。在搽药和敷药后。一般采取暴露疗法，如需要包扎，可用消毒纱布或细软清洁布条包扎，但不要过紧。

烧烫伤的主症是：1)烧伤后皮肤发红，灼热疼痛；2)烫伤后，起泡，皮破流水或皮肉干焦，疼痛剧烈。

**方1**：红马桑树根内皮　牛荆树根内皮
　　　　茶叶　白玉米面（黄玉米面也可）
　　　　生石羔

**用法**：先将前二味药去粗皮和里面的白

56

皮，取中层的青皮，晒干。上药各
等分，茶叶减半，各药共研细末，
瓶装密封备用。

用时将药末用凉开水调匀，涂
搽伤面，药干后再搽。破皮流水者用
干药末撒伤面上。热天药粉不宜敷
撒太厚。

**长阳县乐园公社**

方2：红马桑树皮二两　小麦泡刺根二两
小华草叶二两　三月杆根二两　蜂
糖罐一两　松树粗皮二两　何首乌
二两　水竹叶二两

用法：将上药洗净，晒干，切断，炒焦，
共研极细末，瓶装备用。

伤口有水，将药末撒于伤处；
伤口无水，药末用菜油调搽；伤口
化脓，先用蜂糖罐煎水洗后，再撒

57

1949

新 中 国
地 方 中 草 药
文 献 研 究
(1949—1979年)

1979

上药末。伤面大，伤势重，可适当加冰片。

**秭归县太平公社**

方 3：**鲜牛荆条树叶　适量**
**用法**：晒干研末，过筛去粗物，取细末入药。

伤面干燥，用冷开水或菜油调药搽伤面，如伤面流水，用干药末撒伤面。

**兴山、秭归、宜都等县**

方 4：**苦荞麦**
**用法**：研细末，凉开水调匀，涂搽伤处，每天三至五次；如破皮流水用干药末撒伤处。

**宜都县三酒公社**

方 5：**乌韭(青刚令、孔雀尾)红马桑树叶**

58

**用法**：焙黄，分研细末。烧、烫伤初起时，以香油调匀乌韭细末，用鸭毛涂于伤面。待愈时，以香油调红马桑树叶细末，用鸭毛涂于伤面。

兴山县

**方**6：生包谷面　老黄瓜水

**用法**：调成糊状敷患处。

宜都县洲阳公社

**方**7：生地榆根

**用法**：研粉，香油调涂或撒伤处，每日三至五次。

宜都县　兴山县

**方**8：地香茶(矮山茶)　地盘根　黄马桑树根　各等量

**用法**：煎水洗，每日三至五次。

宜都县三洒公社

59

1949

新 中 国
地 方 中 草 药
文 献 研 究
(1949—1979年)

1979

方9：白芷一两　紫草一两　忍冬屯一两
冰片五分　麻油一斤　白腊五分至
一钱

用法：麻油加温至130——150度，将白
芷、紫草、忍冬屯放入油内，再待
温度升至130——150度时，维持半
小时（或待白芷变黄色亦可），纱
布过滤，去药渣，加入白腊，等温
度降至四十度左右时，加入冰片即
成。用消毒纱布浸白芷油羔敷伤
面。每日换药一次。

**宜昌市医联**

方10：大黄　地榆

用法：炒炭，细末，香油调扫患处。

**长阳县**

方11：地榆　黄连　黄芩　黄柏各等分

60

**用法：**细末，麻油加双皮煎黄，白醋调搽。

**宜都县景桥公社**

**方**12：蚯蚓　白糖　各等分

**用法：**将蚯蚓投入糖中，化水调搽。

**兴山县　枝江县**

**方**13：鸡旦黄油

**用法：**涂搽。

**兴山县**

**方**14：刘寄奴　大黄　各等分

**用法：**研细末，茶调敷。

**兴山县**

**方**15：竹树虫屎　青牛胆　上片

**用法：**研细末，油调敷。

**兴山县**

**61**

1949

新 中 国
地 方 中 草 药
文 献 研 究
(1949—1979年)

1979

**方**16：猁猾皮

**用法**：瓦上炕焦研末用凡士林调涂患处。用于火烫伤破皮流水者。

**方**17：蜂糖罐（金樱子）适量上片　水粉京丹各三分

**用法**：菜油调敷患处。

**秭归县**


**方**18：地柏枝　三月根　黄柏　香油

**用法**：熬羔或研细末备用。

**秭归县**


**方**19：头发一两　香油一斤　黄蜡半斤

**用法**：香油煎头发，待头发焦后去掉，过滤，再加黄蜡熬开，用消毒缸贮存。用时用皮纸或纱布敷患处。

**远安县**


**62**

方20：水青苔

用法：研末，香油调敷。

宜昌县三斗坪区

方21：桑树皮　马桑树皮　泡桐树皮　地
柏根皮　木梓树皮　生地榆　水青
苔各等分

用法：研细，菜油调敷。

宜昌县雾渡河区

方22：红根叶（红根刺叶）

用法：研细末，桐油扫患处。

五峰县香沟公社

方23：孔雀草（凤尾草）

用法：烧灰，香油调搽。

宜都县王畈区卫生院

63

1949

新 中 国
地 方 中 草 药
文 献 研 究
(1949—1979年)

1979

方24：陈石灰一斤　生桐油半斤

用法：石灰研细加清水搅拌后，取石灰水，再加生桐油搅成羔状外搽。

**宜都、秭归、宜昌等县**

方25：木娘藤（无娘根藤）

用法：研末，麻油调搽。

**秭归县**

方26：过路黄　蜂糖

用法：将药煎水去渣再加蜂糖熬羔。

**秭归县立志公社**

方27：三月杆根（三月泡根）　青牛胆

用法：研末，香油调搽。

**兴山县**

方28：蛇油一两　桐油三两

64

**用法：**放入瓶中泡好备用。

**兴山县**

**方**29：桐树花

**用法：**洗净置瓶中盖好，埋野外土中三尺
深，待三个月后挖出备用。

**五蜂县付家坪公社**

**方**30：南瓜藤子根

**用法：**用其汁外搽。

**宜昌县罗家贩公社**

1949

新　中　国
地 方 中 草 药
文 献 研 究
(1949—1979年)

1979

# 骨折 打伤 跌伤 压伤

外伤后如有骨折，一定要尽快地、正确地将骨折复位，选用方药敷上，最后用小夹板固定。

骨折外敷药，有消肿止疼、促进骨痂生长和增强固定作用。受伤早期除肿痛剧烈，需要换药一次外，一般不要换药过勤，以免影响骨痂生长。

外敷药如果太干，应根据具体情况，选加适量的水、醋、酒、油、蜜（任选一种即可），调湿使用。

**方1：** 生栀子一斤　生南星一斤五两　马钱子五两　桃仁一斤五两　土别一斤　毛姜二斤　白芨五斤

**用法：** 研细末，加入凉开水及适量酒调成

66

糊状，视伤的程度及肿的情况，将药糊摊于纱布棉垫上，敷于伤处。每隔二至三天换药一次，经二十一天，隔五至七天换药一次。直至痊愈。此方名接骨丹，系外用药。

**方2：** 马钱子二两　枳壳一两　麝香一钱　田七一两　麻黄八两

**用法：** 马钱子用童便泡24天后加入枳壳，再泡24天，共泡48天后将马钱子、枳壳捞起洗净切碎，晒干研细末，同麻黄、田七研成极细末，加入麝香，擂匀。每次用五分至一钱，白酒或童便送下，一日三次。此方名跌打奇应散，系内服药。

注：（1）每一次换药时，要先打磁针，再拔火罐，可减少后遗症；（2）要保持大小便通畅。若小便不利加木通、前仁。若大便秘结加芒

67

1949

新 中 国
地 方 中 草 药
文 献 研 究
(1949—1979年)

1979

硝。每次三至五钱兑服。（3）在21天后逐渐减少夹板，使患者能动静结合。但小孩不要活动太早，以防骨折处变位。（4）在治疗过程中忌生冷、忌食腥味食品。孕妇禁用。本方须与方1配合使用。

**宜昌县**

方3：（1）田三芪五钱　白三芪五钱　一颗珠二钱　血竭二钱　一口血二钱

不破皮时用麝香一分，热天加冰片五分。共研极细末备用。

（2）大对叶　小对叶　活血草　马蹄香　线麻蔸　各适量。

用法：复位后，将（1）的药粉撒于伤处，后将（2）的鲜药捣烂敷于伤处。用杉树皮作夹板固定，七天换药一

68

次。

### 五峰县干沟公社

**方4**：田芪一两　藜芦二钱　甘草一两

**用法**：研细末。在三天换夹板时使用本方，每日饭后服一次，每次五分，冷开水吞下。外用热水敷患处一小时左右。如扭伤、暗伤，当即可服。服药后四小时内，不能吃热的、饮热的，恐发生呕吐。若万一发生呕吐，用葱汤服下，立止。

### 秭归县

**方5**：生川乌二两　生草乌二两　全当归二两　四匹桂一两　红花五钱　广木香五钱　胸痛加枳壳、桔梗。腰痛加杜仲、补故子。

**用法**：研细过筛，每三钱泡一斤好酒，每

1949

新 中 国
地 方 中 草 药
文 献 研 究
(1949—1979年)

1979

次服酒五钱（不得超过）或药粉三分。（不能超过此量）。

如因服药过量，全身麻木，呼吸促迫，速用松毛煎水解之。

**宜昌县**


**方6**：刺包头根皮一两　泡桐树根皮一两
桐子树根皮一两　桐麻树根皮六钱
红蛇毛草根一两　胡芦七叶五钱
红支果二两　白毛乌鸡一支

**用法**：前四种树根皮去粗皮用细皮，白毛乌鸡杀死后，去内脏及骨头后，同药冲绒，对酒调匀，敷骨折处，用杉皮做夹板，捆好，七天换药。如肿已消，则去桐子树根皮加川旦叶。第三次去泡桐树根加青扶扬树根皮。

**长阳县青岗坪公社**

70

**方**7：杉树炭五钱　桑树炭四钱　扶扬树炭三钱　子鸡公（去骨）一隻

**用法**：捣烂敷伤处，夹板固定。本方热天不能使用。

**长阳县花桥公社　双龙公社**

**方**8：杉木炭　白糖

**用法**：杉木炭研细，另用白糖一斤蒸化和杉木炭调匀，用布摊贴包扎，夹板固定，一周即可松夹板。

**五峰县**

**方**9：五加皮二两　毛姜一两　黑子鸡一支

**用法**：子鸡杀死后去内脏和粗毛，再和药末捣烂拌匀如泥，摊于棉垫上敷之，用夹板固定。在十二小时内取敷药，以免长多骨。

**宜昌县**

71

**1949**

新 中 国
地 方 中 草 药
文 献 研 究
(1949—1979年)

**1979**

**方**10：土别五钱　自然铜一两　骨碎补一
两　月季花五钱　尔没六钱　田七
五钱

**用法**：细末成粉，每服二钱，一日三次，
连服三周。

**秭归县**

**方**12：活血莲三钱　香血藤四钱　大血屯
二钱　人血草四钱　三百棒三钱
三加皮五钱　五加皮四钱

**用法**：先复位固定，再服上药。水煎服，
连服三剂。

**五峰县**

**方**13：红花二两　土别一两　加皮一两
白芷一两　当归一两　没药一两
乳香一两

**用法**：研粉，用鸡蛋白调成糊状敷患处，

**宜昌市医联**

72

**方**14：续断二两　子鸡一隻

**用法**：捣泥敷。

兴山县

**方**15：香血藤三钱　北三七一钱　一口血
四钱　石兰藤三钱　扣子七二钱
八里麻三钱　三百棒三钱　五爪龙
四钱

**用法**：泡酒，饭前服。无酒者水煎服。

五峰县怀抱窝公社

**方**16：洞石碟

**用法**：研细粉撒患处。或用冷开水调敷患
处。亦可治水火烫伤。

五峰县香沟公社

**方**17：桑树根皮　桐子树根皮　栀子　螃
蟹　丐粉　蛋白

**73**

1949

新 中 国
地 方 中 草 药
文 献 研 究
(1949—1979年)

1979

用法：将药捣烂如泥，再加螃蟹、丐粉
蛋白包扎患处。

**宜昌县白洋公社**

方18：杨柳树根五两　松树细皮八两　活
螃蟹七个　小鸡一隻
用法：先将小鸡和螃蟹捣烂，再和药共捣
细泥敷之。

**五峰仁和坪公社**

方19：冷水七五钱　线麻根一两　生姜五
钱　瓜米还阳一两　泡桐树根一两
南瓜根五两
用法：捣烂敷，三天换一次药。适用于开
放性骨折。

**五峰县仁和坪公社**

方20：白三七　扣子七　一碗水　单兵救

74

主　铁扭子　仙桃草

**用法**：研细末，每服一至二钱，童便送下。

**秭归县太平公社**

方21：九江子

**用法**：童便泡七天，细末内服，每次一钱，童便送下。

**秭归县太平公社**

方22：

第一方：栀子二两　螃蟹二两　地爬山虎一两　开口箭一两　花粉一两　青根一两

研极细末与小麦丐粉一斤拌匀，水调如泥备用。

主治单纯性骨折。根据骨折处需要，若需两斤麦丐，药粉亦须加倍。复位后，

75

1949

新 中 国
地 方 中 草 药
文 献 研 究
(1949—1979年)

1979

敷上此药约一公分厚。再用杉木夹板固定。三日后取下敷药。根据骨折处的红肿疼痛程度再敷第二次药。如两次敷药红肿疼痛尚未消失，可改用骨损裂单方外敷。若患处发烧，则药丐中加生石羔二两　大黄一两再敷。若患处红肿发亮，则将丐用温火微炒并加醋二两（指一斤丐内）加上八药粉。禁食鱼腥、碱性食物、冷水。

第二方：寻骨风一两　土茯苓一两
土牛夕一两　生大黄五钱

两斤水，一斤醋，再把以上药物混合煎成一斤量的药液备用。

主治骨折后喝过生水

76

者。服药后能使患者不红肿不发痨。成人每日服五至七毫升,每日一次,连服七日。禁食鱼腥、碱性食物、生水。

第三方：黄腊四两　珍珠母一钱　雄黄五钱　明凡一钱　炉甘石一钱

猪板油一斤,用火煎开,呈黄色时,端离灶火,放入黄腊、珍珠、明凡、炉甘石四药,搅拌均匀。待此药要冷时,再放下雄黄即得。外搽患处。

主治患者敷接骨药丐后,发生红点及溃烂现象。

第四方：单纯性骨折药方（第一方）中另加田三七一两

用法同第一方。禁忌亦

**77**

1949

新　中　国
地 方 中 草 药
文 献 研 究
(1949—1979年)

1979

同。

主治粉碎性骨折。

第五方：红栀子一两　生螃蟹一两
地爬山虎五钱　金不换（红
筋牛耳大黄）五钱　土茯苓
五钱　开口箭五钱

用法同第一方。禁忌亦
同。

### 当阳县

方23：血山七三钱　白三七二钱　见血飞
二钱　大血屯二钱　小血屯二钱
八里麻二钱　隔山消三钱　羊角七
一钱　大黄三钱　破血子二钱　活
血莲三钱　白酒二至三斤

用法：白酒泡药五至六天即可内服，每日
早晚分服，每次五钱至一两。服药
禁食：鱼、肉、盐菜、热饭菜。服

78

药一小时后方可进食热饭。本方毒性较大，用药量亦勿过大。

**宜昌市医联**

方24：三百棒　活血莲　追骨风各一两
八里麻　血当归　灵先　香血藤
小血藤　骨碎补　搜山虎　八爪龙
金钱草各五钱

用法：研细粉，白酒送服，每次二钱，一日三次。亦治风湿关节痛。本方孕妇忌服。

**长阳县晓麻溪公社**

方25：见肿消　白山芪　辽消竹　甘草

用法：细末，蜜丸，每次十五丸，一日三次。主治四肢损伤。

方26：马钱子（去毛炒）　乳没　麻黄各等分

79

1949

新　中　国
地方中草药
文　献　研　究
(1949—1979年)

1979

**用法**：细末，每次一钱，一日三次。主治
四肢关节脱臼或跌伤。

宜都县景桥公社

方27：红背三七
**用法**：捣烂敷。

宜都县向阳公社

方28：见血飞二钱　八爪龙三钱　五加皮
三钱　冷水七二钱　活血莲三钱
搜山虎二钱　骨碎补四钱
**用法**：水煎服或火酒浸汁服，一日二次。

宜昌地区

方29：扣子七
**用法**：药粉撒于伤口。适用于刀伤、砸伤、
铁器伤或四肢疼痛。

秭归县

80

方30：生地榆（顶红花）

用法：细末或用口嚼烂，放于伤口。适用
于各种外伤。

### 秭归县

方31：鲜天花粉

用法：捣烂敷。或干天花粉研末用茶调
（或鸡蛋清调）。主治外伤引起的
红肿热痛。

### 宜昌县

方31：蝼蛄（土狗子）三个　蚯蚓三个
土别三个　地牯牛三个　红螃蟹三
个

用法：细末为丸，童便或酒送服。同时，
用线麻四两烧灰拌红糖，童便、酒
调敷患处。

### 兴山县

81

1949
新 中 国
地 方 中 草 药
文 献 研 究
(1949—1979年)
1979

**方**32：泥秋串　八里麻　线麻根
**用法**：捣烂敷。用于扭伤。

**兴山县**

**方**33：艾叶　马鞭草　八大王　泥秋串
**用法**：捣烂敷。用于扭伤。

**兴山县**

**方**34：松树细皮
**用法**：贴患处。用于刀斧伤。
**方**35：马鞭草
**用法**：捣烂贴，用于刀斧伤

**当阳县**

**方**36：石花
**用法**：细末撒患处。

**远安县**

**方**37：三百棒　红五加皮　小蓟　红三七

82

百合（起粘连作用）

**用法**：捣烂敷。用于刀斧伤。

**兴山县**


**方38**：一枝花

**用法**：用旱烟口水磨汁涂患处。用于外伤
　　　　撞伤。亦用于毒疮疖子。

**兴山县　宜昌市医联**


**方39**：细辛　五倍子

**用法**：细末外敷。

**兴山县**


**方40**：瑶竹逍五钱　大血藤四钱　八爪三
　　　　钱　九龙盘三钱　蛇麻草二钱　骨
　　　　碎补五钱　土田七三钱　关节痛加
　　　　竹节草五钱

**用法**：泡酒内服。妇女月经期间或孕妇忌

83

1949

新 中 国
地 方 中 草 药
文 献 研 究
(1949—1979年)

1979

服。

**宜昌县**

方41：仙桃草籽三钱

用法：细末白酒送下。用于跌打昏死。可外敷。

**秭归县　宜昌市医联**

方42：葱白一两　白糖一钱五分

用法：捣泥，涂伤处(厚涂)，每日一换。

**当阳县**

方43：白芥子

用法：炒黄研细，每次一钱，白酒送下。用于压伤引起的胸部疼痛。

**宜昌县**

方44：一枝蒿　血山七　八里麻　骨碎补

84

土三七　扣子七　一口血　雄黄连
各五钱

**用法**：共研细末，白酒或童便送服，每次
三至五钱，一日三次。

### 长阳县石城公社

**方45**：三百棒　八爪精　猴子七　扣子七
血三七　算盘七　江边一碗水　红
藤　大血藤　木通　通草　乌金草
龙头七各等分

**用法**：切片泡于酒内，二十四小时后即可
服。

### 神农架林区

**方46**：辣蓼草二钱　山萝卜（胖婆娘）二钱
泥鳅串二钱

**用法**：水煎服，每次一两，一日三次。忌
肉。

### 兴山县庙垭公社

85

1949

新 中 国
地 方 中 草 药
文 献 研 究
(1949—1979年)

1979

**方**47：羊角七三钱　**螃蟹七三钱**　见血飞
三两　血三七一两　一碗水三钱
红三七八钱　砂草七（苕叶细辛、
金盆草）七钱

**用法**：研粉内服。亦外用于跌打损伤。
**远安县望家公社**


**方**48：童便　白酒　红糖
**用法**：水煎服。外用马鞭草捣泥敷患处。
**当阳县跑马公社**


**方**49：白金腰带
**用法**：药炮制后研末，用冷大米饭做成
丸。用于打伤后腹胀大小便不通。
**宜昌县太平溪**


**方**50：生栀子　生南星　马钱子　桃仁
土别　骨碎补　白芨各等分

86

**用法**：研细外敷。

宜昌县小溪塔公社

**方**51：家韭菜一两
**用法**：捣汁内服

枝江县长江公社

**方**52：土牛夕　泽兰叶　白酒半斤
**用法**：泡酒。每次三至五钱，一日三次。
　　　　药渣外敷。

宜都县翠丰公社

**方**53：大黄炭　海蛸
**用法**：研细，搽患处。

宜都县云池公社

**方**54：见血飞　陈棕炭　百草霜
**用法**：研细，搽患处。

宜都县云池公社

87

1949
新 中 国
地方中草药
文 献 研 究
(1949—1979年)
1979

**方**55：土别

**用法**：加少量酒砸烂敷伤处

**秭归县渡水头公社**

**方**56：线麻

**用法**：烧炭，兑童便半碗内服。加酒服更好。

**秭归县梅家畈公社**

**方**57：八里麻　淫羊藿　九牛造　土牛夕
三百棒　伸筋草　巴山虎　活血莲

**用法**：细末，用白酒叠成丸子如桐子大，每服三钱，每日早晚各一次。

**长阳县晓麻溪公社**

**方**58：柴胡五钱　花粉五钱　当归八钱
炮甲三钱　桃仁四钱　红花三钱
大黄八钱　甘草二钱

88

**用法**：水煎服。

**五峰县石柱山公社**

**方59**：大血藤五钱 瓜米还阳四钱 白山
七三钱 算盘七四钱 八里麻四钱
血山七五钱 九子还阳八钱 一巴
伞五钱 骨碎补四钱 一碗水五钱
扣子七四钱 岩白菜四钱

**用法**：水煎服。若泡酒服，药量须加倍。
用三至四斤酒泡。

**五峰县石柱山公社**

**方60**：八里麻八钱 冷水七四钱 红栀子
八钱 川柏八钱 天花粉四钱 线
麻兜适量

**用法**：研细，温水调敷。使患处由青变黑
为止。

**五峰县石柱山公社**

1949
新中国
地方中草药
文献研究
(1949—1979年)
1979

**方**61：马钱子（制）二钱　红花二钱　乳香四钱　没药四钱　土别五钱　田七二钱

**用法**：研细过筛。上药量成人分十次服完。

**枝江县新闸公社**

**方**62：硼砂

**用法**：火煅后研极细末。点入患者两眼内眦，点药患者活动腰部。适用于腰扭伤。

**远安县洋坪区卫生院**

**方**63：大黄　石灰各等量

**用法**：水煎大黄去渣，石灰入大黄汁内，炕干捞出再阴干，研末撒伤口。

**长阳县花桥公社　双龙公社**

**方**64：生南星　生半夏　生草乌

**用法**：桐油煎羔外用。用于消毒拔毒。

**长阳县高家堰公社**

90

**方**65：柳树姜一两　苎麻根一两　芙蓉树
皮三两

**用法**：研细末，酒调外敷。

### 秭归县太平公社

**方**66：泡桐树根皮（去粗皮要白皮）　青
夫扬树根皮（去粗皮要白皮）　酸
米子草　旱螃蟹各适量

本方中可加适量栀 子 、 内 逢
消、线麻根。

**用法**：上药取鲜品，捣烂，敷伤处。也可用
干品研末，用时以酒或醋调成糊状
敷伤处。

骨折复位，敷药后，上小夹板
固定，二、三天换药一次，并同时
内服下方：三百棒藤　八棱麻根
遥竹消根　红五加皮茎叶各等分。
用白酒泡服。

### 长阳县乐园公社

91

1949

新 中 国
地 方 中 草 药
文 献 研 究
(1949—1979年)

1979

# 拔 弹 片

**方**1：水三七

**用法**：鲜品捣烂敷。干品则研细用红糖调
敷。

**宜昌县**

**方**2：第一方：火焰草三份　南瓜瓤七份
捣烂敷伤处一、二小时拔火
毒，再用第二方（见下）拔
子弹。

第二方：地古牛（去头）五个　推粪
虫二个　土狗子五个　蓖麻
子五钱　红螃蟹（去前夹）二
个　南瓜瓤一把　公青蛙一
个　大蚂蚁三个　地骨皮一

92

两　蜘蛛三个

**用法：** 共捣烂，敷伤处，二天换药一次。
　　　　敷此药时，火焰草、南瓜瓤可同时
　　　　敷在伤口周围拔火毒。

**兴山县**

**方3：** 老南瓜瓤二两　鲜桔梗二钱
**用法：** 捣烂敷。用于拔铳子、取子弹。

**枝江县仙女公社**

**方4：** 南瓜蒂
**用法：** 捣烂敷。连敷二十四小时，让其自
　　　　退出。

**宜昌县沙河公社**

**93**

1949

新 中 国
地 方 中 草 药
文 献 研 究
(1949—1979年)

1979

# 锈钉、竹木篾刺伤

**方**1：泡茄子(越陈越好)适量

**用法**：切成二至三分厚，贴于患处。一日
　　　　一次。用于锈铁钉锥伤。

**宜昌县龙潭公社**

**方**2：野菸（天明精）适量

**用法**：口水嚼烂敷患处。用于锈铁刺伤。

**宜都县翠丰公社**

**方**3：土狗子（蝼蛄）

**用法**：捣烂敷。用于竹木篾刺伤。

**兴山县双堰公社**

**方**4：刘寄奴

**用法**：捣烂敷（鲜、干药均可）。

**宜昌市医联**

94

# 毒 蛇 咬 伤

被毒蛇咬伤后，应迅速作如下处理：
1）结扎：立即以柔软的绳索或绷带，在伤口上方一寸处进行结扎，再在伤口上方约一尺处又扎一道，以防蛇毒扩散。但要每隔十至二十分钟分别交换放松一次，每次二至三分钟，以免因结扎过久造成肢体坏死。三小时后，可去掉绳索或绷带。 2）扩创排毒：用小刀在牙痕处切开（以牙痕为中心作直线切口），挤出毒血，边挤边用淡盐水冲洗伤口。也可在伤处打磁针，拔火罐，拔出毒汁。

经上法处理后，即选用下方治疗。

**方1**：半边莲（急解索） 满天星（天胡荽、破铜钱） 马蹄草（连钱草）

1949

新 中 国
地方中草药
文 献 研 究
(1949—1979年)

1979

**用法**：取鲜草各等分，共同捣烂外敷伤处，同时绞汁内服。

**枝江县**

**方2**：红泥鳅串叶　红过路黄叶　水大黄叶　罐头尖叶　车前叶　夏枯草各适量

**用法**：洗净，共嚼烂或捣烂，敷伤口。

**长阳县乐园公社**

**方3**：一枝蒿　一枝箭　背蛇生（用蔸）

**用法**：上药各等分，洗净，共嚼烂或捣烂，敷伤口，用纱布或干净布条包扎。如局部发肿，则用木梓树叶煎水熏洗。

**宜昌地区**

**方4**：见肿消一两　扛板归（蛇见退）一两

96

木梓树叶五钱　柘树叶五钱　桑叶
五钱　小蜈蚣草三至五根

**用法**：鲜药捣烂外敷。外敷一至二次后必
须减去蜈蚣草，以防久敷起泡。

### 宜昌县小溪塔公社

方5：蛇参　一枝蕨　一枝花　扛板归
**用法**：捣烂敷。

### 兴山县

方6：糯米莲　小血莲　提毒丹（广椒七
叶、麦角头）各等量
**用法**：研粉，用棉油或桐油调敷。

### 宜都县蔡冲公社

方7：蛇参一两　高脚七一两　蛇剑草
（蛇见退）一两
**用法**：研细末，白酒调敷。重病者同时内

97

1949

新 中 国
地 方 中 草 药
文 献 研 究
(1949—1979年)

1979

服三黄解毒汤（黄连四钱黄柏五钱黄芩五钱细辛一钱花粉五钱银花三钱）

**宜都县三洒公社**

方8：一枝花　红背三七　扛板归

用法：捣烂敷。

**宜都县向阳公社**

方9：一枝蒿　一枝花　半边莲　闷头花叶

用法：捣烂敷。

**宜都县红花套区卫生院**

方10：肤扬叶　木子树叶　猫儿刺（蛇见退）

用法：煎水熏洗或捣烂敷。

**秭归县**

98

**方11：** 水慈菇　降龙草　一枝花
**用法：** 捣烂敷。

兴山县

**方12：** 蛇参　马蹄草
**用法：** 蛇参用口嚼烂敷患处；马蹄草敷肿
　　　　处。

当阳县跑马公社

**方13：** 红根　蛇参
**用法：** 水煎服，亦可捣烂外敷。

当阳县双龙公社

**方14：** 雄黄　耳屎　烟屎
**用法：** 捣烂敷。

五峰县香沟公社

**方15：** 旱龙诞（烟屎）

1949

新 中 国
地 方 中 草 药
文 献 研 究
(1949—1979年)

1979

**用法**：开水洗出，口服少许。

**枝江县长江公社**

**方16**：马齿苋　急解索　凤尾草　铁芦叶
木梓树嫩叶
**用法**：捣烂敷。

**枝江县长江公社**

**方17**：半边莲　鸡屎藤叶　鸡蛋清
**用法**：捣烂敷。

**枝江县石岭公社**

**方18**：屋上马齿苋　大蒜　明雄　鸡蛋清
**用法**：捣烂敷。

**远安县**

**方19**：一枝蒿　一枝花　蛇参　红蛇不溜
大黄　分筋草　牛荆条叶

100

**用法：**捣烂敷。

兴山县

**方20：**佩兰叶
**用法：**捣烂敷。

枝江县

**方21：**蜈蚣蒿
**用法：**捣烂敷。

长阳县青岗坪公社

**方22：**蜈蚣三条
**用法：**细末冲服。遇毒蛇咬伤，二十四小
　　　时内口服。

兴山县　宜昌县

**方23：**白芷四钱　蜈蚣两条　雄黄四钱
　　　鲜桃叶三至四两

101

1949

新 中 国
地 方 中 草 药
文 献 研 究
(1949—1979年)

1979

**用法**：前三药研细，用鲜桃叶捣烂，加醋调敷。

**宜昌县**

**方24**：蛇见退　豇豆叶　木子叶　**慈姑掌**

**用法**：嚼烂加头油灰、乳汁敷患处。若肿甚疼痛不已，可用黄鹤楼搓水汁抹患处；若上药无效，可用胡椒、花椒、细辛、雄黄研细末，酒调敷。

**秭归县**

**方25**：棉花叶　木梓树叶　红糖各四两

**用法**：捣烂敷。

**当阳县两河公社**

**方26**：茄子叶　黄瓜叶

**用法**：捣烂敷。干药则研细末加红糖或乳汁调敷。

**宜昌县龙潭公社**

102

**方27：**苦瓜叶一把　雄黄二钱

**用法：**用苦瓜叶汁冲雄黄内服。用于蛇咬
伤毒气攻心。

**秭归县**

**方28：**血灵四钱　白芷三钱

**用法：**研末，开水送服。

**秭归县**

**方29：**蛇参　金钱草各等分

**用法：**各研细，先用蛇参末撒伤处，后用
金钱草调敷。

**宜昌市医联**

103

1949
新 中 国
地方中草药
文 献 研 究
(1949—1979年)
1979

# 蜈 蚣 咬 伤

**方**1：活蜘蛛
**用法**：放于伤口，让其吸血。

**当阳县 秭归县**

**方**2：灶马子一个
**用法**：捣烂敷。

**秭归县**

**方**3：乌椿树叶（木梓树叶）
**用法**：取汁涂患处。

**兴山县**

**方**4：茄子（务）叶
**用法**：捣烂敷。

**宜昌县**

104

**方**5：煤油

**用法**：搽伤处。

宜昌县

**方**6：雄黄　甘草

**用法**：研细末，菜油调敷。

宜昌县

**方**7：公鸡口里涎沫

**用法**：搽伤处。

宜昌县

**方**8：臭虫血

**用法**：搽伤处。

宜昌市医联

**方**9：鸡冠血

**用法**：搽伤处

宜昌市医联

105

1949

新 中 国
地 方 中 草 药
文 献 研 究
(1949—1979年)

1979

# 蜂 螫 伤

**方**1：蛇参粉三分　醋一汤匙
**用法**：外敷。未敷药前，用蛇参叶煎汤洗
患处。

当阳县河溶区卫生院

**方**2：磨芋
**用法**：取其根茎之汁搽患处。

宜昌县交战垭公社

**方**3：松毛　苍耳子　薄荷叶　开口箭
韭菜根
**用法**：研细，生蜂蜜调敷。

兴山县

**方**4：生川乌（羊角七）
**用法**：细末搽患处。

秭归县

106

# 狗 咬 伤

**方1：** 搜山虎　巴山虎　前胡
**用法：** 捣烂搽患处。

**秭归县**

**方2：** 杏仁　甘草各等分
**用法：** 捣烂敷伤处。

**秭归县**

**方3：** 水粉三钱　斑蝥三个
**用法：** 研炒细末，一次量。若体弱者可分
三次服。用于狂犬病。

**远安县**

**方4：** 花斑蝥七个

107

1949

新　中　国
地方中草药
文　献　研　究
(1949—1979年)

1979

**用法**：去头、足、翅、用糯米炒黄，研末，用淘米水于早晨空服之，一次服完。用于狂犬病。

**宜昌市医联**

**方5**：砧板渣子

**用法**：从砧板刮下后，敷伤处。

**远安县**

108

# 冻　伤

**方1：** 猪蹄甲适量

**用法：** 烧存性，研末用棉油调搽，若溃烂
就撒干药末。

**宜都县**

**方2：** 老丝瓜　猪油

**用法：** 老丝瓜烧灰调猪油搽。

**当阳县**

**方3：** 苋菜　辣椒树根

**用法：** 捣汁外搽。用于红肿发痒不破者。

**当阳县**

**方4：** 茄子根或全株

109

1949
新 中 国
地方中草药
文 献 研 究
(1949—1979年)
1979

**用法**：煎水洗，连洗 2 —— 3 次即愈。

**宜昌市医联　枝江县**

**方**5：白萝卜　柚子皮　大麦苗

**用法**：烧热贴、擦患处，再煎水洗。

**远安县　宜昌市医联**

**方**6：煤油

**用法**：先将冻疮处烤热，再用煤油烤之，

2 —— 3 次即愈。

**长阳县青岗坪公社**

110

# 蚂　蝗　入　鼻

**方**1：青鱼胆　熊胆　牙皂
**用法**：研细末吹鼻，若蚂蝗入胃，用生蜂
　　　糖半斤吞服，连服二晚。

　　　　　　　　　　　　　**兴山县**

**方**2：鸡蛋壳
**用法**：嗅之，蚂蝗闻其腥气自出。
　　　　**长阳县青岗坪公社**

1949

新 中 国
地 方 中 草 药
文 献 研 究
(1949—1979年)

1979

# 误 吃 蚂 蟥

**方1：** 蜂糖一至二两
**用法：** 内服

长阳县紫台公社

**方2：** 旱烟水适量
**用法：** 吞服

宜昌市医联

**方3：** 明雄一两
**用法：** 用黄土做丸

秭归县

112

# 外　科

· 白 页 ·

# 各 种 感 染

**方1**：野菊花二两　二花一两　黄芩一两
　　　土茯苓二两
**用法**：研细末，每次二钱，一日三次。
　　　　　　**宜昌地区人民医院**

**方2**：野菊花　土茯苓　海金砂各等量
**用法**：水煎服。
　　　　　　**宜昌地区人民医院**

**方3**：鱼腥草二两　糖五分
**用法**：作成糖浆150毫升，每次50毫升，
　　　　一日三次，用于肺脓肿、肺结核、
　　　　尿路感染等各种炎症。
　　　　　　**宜昌市中医院**

1949

新 中 国
地 方 中 草 药
文 献 研 究
(1949—1979年)

1979

# 疮疖疔痈

**方1：**岩耳

**用法：**研细末，用菜油调匀搽患处，治背花疮。

**神龙架林区**

**方2：**爬山虎　搜山虎　降龙草　蛇泡草
蜈蚣蒿　蒲公英各等分

**用法：**捣烂或嚼烂敷患处。祛诸毒。

**神龙架林区**

**方3：**蛇泡叶（蛇霉）　明雄

**用法：**泡酒搽患处。治蛇盘疮、蚂蚁疮。

**秭归县太平公社**

114

方4： 三奈六钱　藤黄四钱　樟脑六钱
　　　百草霜三钱

用法：共研末加凡士林调敷患处，严禁入
　　　口。

宜昌市医联

方5： 婆婆针叶

用法：揉汁擦之，适用蛇盘疮。

秭归县太平公社

方6： 线麻　黄豆七粒　糯米一把

用法：先用线麻点燃薰患处，再用口嚼黄
　　　豆、糯米敷患处。

当阳县

方7： 活蚯蚓十条　白糖五钱

用法：蚯蚓洗净置碗内加白糖，化水后搽
　　　患处。主治蛇带疮、丹毒。

宜昌县

115

1949

新 中 国
地方中草药
文 献 研 究
(1949—1979年)

1979

方 8 ： 旧粪桶篾箍
用法：烧灰存性，菜油调敷。

长阳县青岗坪公社

方 9 ： 螃蟹　夫炭（柴火炭）
用法：捣烂敷患处。

兴山县

方10：白矾　独蒜　苦胆
用法：套在患指上，主治手疮。

当阳县

方11：甲珠　明雄　上片　黄连　黄柏
用法：共细末，菜油调敷。主治蛇腰旦疮。

秭归县大乐公社

方12：芬葱三钱　蜂蜜三钱　药鸡腿四钱
　　　千年矮三钱

116

**用法：** 共捣泥敷。

### 远安县

**方13：** 废胶鞋底　陈石灰

**用法：** 将胶鞋底煅成细末，与陈石灰和匀
后，敷患处。

### 秭归县渡水头公社

**方14：** 胜利仙的菜子　油菜叶子　马齿苋
苗子

**用法：** 捣烂取汁外搽。主治黄水疮

### 宜昌县栗子坪公社

**方15：** 黄瓜藤　菜油

**用法：** 黄瓜藤烧灰，菜油调搽患处，一日
三次。主治黄水疮。

### 宜都县　当阳县大堰公社

117

1949

新 中 国
地 方 中 草 药
文 献 研 究
(1949—1979年)

1979

**方**16：千里光（鲜品）三两　桐油一钱

**用法**：取千里光叶汁和桐油调外搽。治
疮。

**宜昌县西北口公社**

**方**17：细茶叶一两　地龙屎二两

**用法**：细茶叶焙干研细末和地龙屎用冷水
调，外搽。一日二次。用于多年的
疮，恶痒不止者。

**方**18：马齿苋　葱白　陈石灰

**用法**：共捣烂外敷。

**秭归县黄家公社**

**方**19：肉皂角　红糖

**用法**：捣烂外敷。

**秭归县黄家公社**

**方**20：生百合二两

118

**用法**：鲜品洗净捣烂敷患处。治痈疽。

**宜昌县**

**方21**：萝卜菜　红糖

**用法**：萝卜菜捣烂与红糖混合外用。治疖肿。

**当阳县**

**方22**：煤炭　桐油

**用法**：将煤炭细末，用桐油调匀外搽。

**长阳县晓麻溪公社**

**方23**：黄花草（千里光）一两　夏枯草一钱　金银花叶一钱

**用法**：捣烂去渣取汁，日晒夜露成膏，外搽。

**秭归县罗家公社**

119

1949

新　中　国
地 方 中 草 药
文 献 研 究
(1949—1979年)

1979

**方**24：黄豆渣　桐油

**用法**：调匀外搽。治坐板疮。

**兴山县五童公社**

**方**25：一枝蒿

**用法**：捣烂外用。治黄水疮。

**枝江县新闸公社**

**方**26：羊角七（草乌）牛角七　土大黄

**用法**：三味一起用口水在磨刀石上磨浆外敷，不能内服。一日三次。治疱疖。

**长阳县乐园公社**

**方**27：薄荷　夏枯草　黄古头（蒲公英）各一两，可加丝瓜叶一两

**用法**：捣如泥外敷。

**当阳县关陵公社**

**方**28：石膏　桐油

120

**用法**：石膏研末加桐油调成膏外用。

宜都县醒狮公社

**方**29：花麻叶　芙蓉叶　蜂糖

**用法**：捣烂外用。

宜都县翠丰公社

**方**30：野菊花五两

**用法**：水煎服。外敷。用于疔疮、无名肿
　　　　毒。

宜都县翠丰公社

**方**31：青刺台　糯米丐

**用法**：青刺台捣烂加糯米丐混为糊外用。
　　　　亦可治蜂窝组织炎。

**方**32：大蒜数枚

**用法**：捣烂，贴疮顶上用艾灸可以消散。
　　　　主治疽。

宜昌县

121

1949

新 中 国
地 方 中 草 药
文 献 研 究
(1949—1979年)

1979

方33：生绿豆　鸡蛋清

用法：生绿豆研末，用鸡蛋清调搽患处。

宜昌县

方34：天花粉（灯左子根）　乌龟七（癞
肚七）各等分

用法：粉末用消炎膏调匀外用。

五峰县

方35：芙蓉叶

用法：捣烂加冰片少许外敷。

宜昌地区人民医院

方36：生南星二两　姜黄五两　双术二两
甘草二两　大黄五两　天花粉十两
陈皮二两　黄柏五两　厚朴二两
白芷二两

用法：研粉用醋调敷患处。对跌打损伤亦
有效。

宜昌市医联

122

方37：蛤粉一两　青代三钱　熟石膏二两
　　　黄柏五钱　轻粉二钱
用法：研细末，香油调搽，主治黄水疮。
　　　　　　　　　　　　　**宜昌县**

方38：铜绿　香油
用法：铜绿细末加香油调成半糊状外搽。
　　　主治黄水疮。
　　　　　　　　　　　　　**兴山县**

方39：韭菜　陈石灰
用法：捣烂外敷。用于疮疖久烂不生肌。
　　　　　　　　　　　　　**枝江县**

方40：红蛇泡子四两　桐油十二两
用法：熬膏外搽。适用于水泡疮。
　　　　　　　　　　**秭归县营盘公社**
方41：黄柏三钱　煅石羔五钱

1949

新 中 国
地 方 中 草 药
文 献 研 究
(1949—1979年)

1979

**用法**：细末，加桐油调敷。

**兴山县**

方42：一枝花　活血莲　适量
**用法**：用口水捣成糊状，敷患处。

**远安县**

方43：见肿消全草
**用法**：捣烂用木油调成泥状外敷患处。

**远安县临漳公社**

方44：巴豆壳一两　鲜猪肉一斤
**用法**：共煮三小时，食肉汤，巴豆去掉。

**宜都县**

方45：见肿消　蛇见退　冰片　雄黄　蜂糖
**用法**：前三药捣泥再加雄黄、冰片捣烂混合加蜂糖调匀外敷。

**当阳县**

124

# 乳 腺 炎

中医称"乳痈""奶疖"，常发生在哺乳妇女，以初产妇为多见。初起时乳房局部红肿疼痛，厉害时则胀痛加剧，并有怕冷发热等全身症状，短期内可形成脓肿，如不经治疗，脓肿可穿破皮肤而流出。

**方1**：黄精叶　车前草　大血叶　小血叶
　　　　贯头尖叶　地盘果叶　尖菀子草
　　　　蒲公英　蜈蚣草　双花藤尖　木籽
　　　　树叶　鸡窝烂　牛荆条树叶　茜草叶

**用法**：捣烂敷患处，开始每日换药一次，以后隔日换药一次。脓排出后去黄精叶、鸡窝烂、牛荆条树叶、茜草叶。生肌加珍珠还阳、芝麻。

**宜昌县柏家坪公社**

1949

新 中 国
地方中草药
文 献 研 究
(1949—1979年)

1979

方2：蒲公英

用法：细末为丸，每次3—5钱，一日三次。或用鲜品四两、捣汁加白酒适量煎服，分二次服，其渣外敷。

长阳县　宜都县　宜昌县

方3：一窝蛆（旋窝风草、斑鸠窝子）（鲜全草）一两

用法：水煎服，一日三次。亦可同猪蹄煨服作催奶用。

宜都县　秭归县

方4：紫背天葵子（全草）

用法：一次3—4钱（鲜品），生服。外敷效果更好。

宜都县向阳公社

方5：活螃蟹3—5个

126

**用法**：捣烂外敷。

**宜昌县**

**方6**：白芷三钱　二花七钱　蒲公英四钱
　　　花粉四钱　通草一钱　甘草二钱
**用法**：水煎服。孕妇忌用。

**秭归县**

**方7**：马鞭草
**用法**：捣如泥外敷患处。

**当阳县**

**方8**：紫花地丁（犁头草）　黄花地丁
（米鸡腿）
**用法**：水煎服及外敷。

**当阳县**

**方9**：干丝瓜络　柴皂角炭

127

1949
新　中　国
地方中草药
文　献　研　究
（1949—1979年）
1979

**用法**：干丝瓜络烧存性同柴皂角炭共细末，每次酒吞二钱，1—4次即愈。

宜昌县

**方**10：鲜黄牛粪
**用法**：敷患处。适于乳腺炎初期。

秭归县

**方**11：蒲公英　犁头草　野菊花
**用法**：内服或外敷。

远安县

**方**12：杉木炭
**用法**：细末，香油调搽患处。

长阳县

**方**13：榨根皮　枫杨树根皮　肤盐树根皮

128

夏枯草各一两干品　鸡蛋

**用法**：药同鸡蛋煮，在取蛋前，打破壳后
又煮十分钟，使蛋变黑为度。吃蛋
服水，一日三次，每次一个蛋，50
毫升药水。

**秭归县罗家公社**

**方14**：泥秋串六钱　通草三钱　蒲公英四
钱　丝瓜绒四钱

**用法**：水煎服。

**秭归县龚家公社**

**方15**：当归三钱　赤芍三钱　制乳没三钱
蒲公英三钱

**用法**：水煎服，服药后服白酒五钱，一剂
服三次。

**枝江县新闸公社**

129

1949

新 中 国
地 方 中 草 药
文 献 研 究
(1949—1979年)

1979

**方**16：见肿消　马鞭草各四两
**用法**：捣烂外敷。

　　　　　　　　　　**当阳县两河公社**


**方**17：当归三钱　　川芎三钱　　赤芍四钱
　　　　花粉五钱　　瓜仁四钱　　麻黄三钱
　　　　桂枝三钱　　元召三钱　　皂次13粒
　　　　二花二钱　　光夫四钱　　卜公英八钱
**用法**：水煎服。

　　　　　　　　　　　　**秭归县**


130

# 阑 尾 炎

## （肠痈）

**主症**：突然腹痛，疼痛往往从上腹或肚脐
周围开始后转到右下腹痛。用手按
右下腹时疼痛加重，若把按的手突
然放开，疼痛更加厉害。有时伴有
恶心呕吐，或发冷发烧，大便不通。

**方1**：大血藤二两

**用法**：水煎服，每二日一剂。

宜都县蔡冲公社

**方2**：忍冬藤四两　红藤二两　大蒜一两

**用法**：细末，每日二次，每次二钱。

长阳县晓麻溪公社

131

1949
新中国
地方中草药
文献研究
(1949—1979年)
1979

# 疝 气

**方1：** 白刺果子根（鲜）二两

**用法：** 切片用四两酒熬两开冷服，分三次
服完。

**宜昌县柏家坪公社**

**方2：** 隔山消　苦楝树果子各一两

**用法：** 水煎服。一日一剂，连服三剂。

**宜都县洲阳公社**

**方3：** 隔山消五钱　栗树生果子（栗寄生）
三个　萝卜种（萝卜果）一个

**用法：** 白酒二两熬，分三次服。亦可单用
栗寄生。

**宜都县燎原公社**

132

**方4：** 白丝网蜘蛛十四个　桂枝七钱

**用法：** 研细末过筛，每次服七分。

**宣昌县**

**方5：** 松树子五钱　狗兰子一两　柑柚子
　　　子各一两　木瓜子四钱　升麻三钱
　　　木通四钱　防己四钱　紫金沙四钱

**用法：** 水煎服，连服五付。

**秭归县**

133

1949

新 中 国
地 方 中 草 药
文 献 研 究
(1949—1979年)

1979

# 痔 疮

**方1：** 臭椿树皮

**用法：** 细末蜜丸，每次十五丸，一日三次。

**长阳县晓麻溪公社**

**方2：** 柿寄生

**用法：** 晒干用红糖炒，煎水当茶喝。主治痔疮下血。

**秭归县**

**方3：** 藜六粉一两　淡猪油适量

**用法：** 调膏外搽。主治外痔。

**兴山县夫子镇公社**

**方4：** 棕树根二两　淡肉一斤

**用法：** 浓蒸服。

**宜昌县三百峰公社**

134

# 脱 肛

**主症：** 脱肛是肛门脱垂，或因习惯性的便泌虚坐努责，或因痢疾里急后重后期脱肛，妇女或因胎产，小儿泻痢过久都能导致中气下陷，肛门脱垂。

**方1：** 当归 黄花 党参 白术 陈皮各三钱 升麻三钱 柴胡三钱 大枣六钱 甘草二钱 阿胶三钱 地于炭五钱

**用法：** 水煎服，外用麻油常搽肛门，适用于一般脱肛。

宜昌县

**方2：** 臭椿树皮

135

1949

新 中 国
地 方 中 草 药
文 献 研 究
(1949—1979年)

1979

**用法：** 晒干研末加红糖冲服，每次三钱，
每日二次，连服 3 — 5 天。

**宜昌县**

**方 3：** 蝉退（去头足）二钱
**用法：** 研细调服，适用于一般脱肛。

**秭归县**

**方 4：** 蓖麻籽 5 — 7 粒
**用法：** 烧熟去壳内服，早晨空腹服，连服
三天。适用于脱肛大便不爽。

**宜昌市医联**

**方 5：** 石耳
**用法：** 细末，每次一钱，一日三次。适于
脱肛下血。

**长阳县晓麻溪公社**

136

# 付睾炎　睾丸炎

**方1：** 水螺丝10个

**用法：** 冷水浸泡，取水洗阴囊，一日数次。
主治付睾炎

长阳县

**方2：** 天鹅蛋（干品）五钱　（鲜品）一
两　糯糟半斤

**用法：** 煎开去渣内服。主治睾丸肿痛。

宜昌市医联

**方3：** 蛋黄油

**用法：** 外搽患处。主治睾丸肿痛。

当阳县

**方4：** 凤凰衣

**用法：** 细末外敷。主治睾丸肿烂。

秭归县

137

1949

新 中 国
地 方 中 草 药
文 献 研 究
(1949—1979年)

1979

# 肠 梗 阻

## （绞肠痧）

**主症**：腹部剧烈胀痛，拒按，大便不通，口干烦燥，呕吐频繁，甚则肠内容物由口呕出，脉数苔黄。

**方1**：麝香五厘　胡椒一粒　公丁香一粒

**用法**：细末，放患者脐中，上盖黑膏药或胶布，频频按摸。用于小儿不全性肠梗阻。

**宜都县枝城镇**

**方2**：1）蜂糖　白酒各等分　2）蜂糖分葱等分　3）鸟梅丸

**用法**：先服1）方，再将2）方捣烂敷肚脐

138

处（小碗口大面积），后用鸟梅丸
煎水服。主治蛔虫性肠梗阻。

**秭归县水田坝公社**


方3：推屎格螂
用法：瓦上焙干，细末为散，每服一钱。

**长阳县乐园公社**


方4：大黄三钱　莱菔子八钱　皮硝三钱
　　　（后下）　蜂糖二两
用法：水煎十分钟服。

**宜昌县**

139

1949

新 中 国
地 方 中 草 药
文 献 研 究
(1949—1979年)

1979

# 胆 道 蛔 虫

**主症**：心下剧痛，按之更甚，呕吐苦水，
痛引两胁连背。

**方药**：乌梅一两　苦楝树根皮八钱　槟榔
五钱　使君子三钱　木香三钱　黄
连二钱　大黄二钱

**用法**：水煎服。

宜昌县

140

# 甲状腺机能亢进

**方药**：昆布　海藻
**用法**：长期服用。

兴山县

1949

新 中 国
地 方 中 草 药
文 献 研 究
(1949—1979年)

1979

# 下肢慢性溃疡

**方**1：死人胫骨一根

**用法**：烧灰研粉外撒或用菜油调搽。

**枝江县问安区**

**方**2：血竭　乳香（去油）没药　等分

**用法**：研末外撒或麻油调搽。

**秭归县毛坝公社**

**方**3：百草霜

**用法**：先用花椒水洗净患处，再撒上药。

**长阳县晓麻溪公社**

**方**4：红白荷花　白醋

**用法**：荷花用白醋浸泡八小时，取出敷患处。

**宜都县向阳公社**

142

**方**5：陈石灰

**用法**：用水泡一夜后，用油调搽患处。

**当阳县**

**方**6：鲜木梓树皮

**用法**：贴患处。

**远安县**

**方**7：鱼腥草

**用法**：煎水洗。

**当阳县**

**方**8：胶鞋底烧炭粉　冰片

**用法**：将胶鞋炭粉和冰片加棉油调匀敷患
处。

**秭归县太平公社**

143

1949

新 中 国
地 方 中 草 药
文 献 研 究
(1949—1979年)

1979

# 淋 巴 管 炎

## （走游丹）

**方药：** 白颈头蜈蚣 7—8 条

**用法：** 放碗内，兑红糖，化水敷患处。

**秭归县**

144

# 骨　髓　炎

**方**1：金头蜈蚣

**用法**：①将蜈蚣研末，每十条分为七等份，装入胶囊，一天服一份。

②用凡士林纱条拌上蜈蚣末，上入瘘管内，一天换药一次。

主治慢性骨髓炎。

**当阳县跑马公社**

**方**2：榆榔根皮　红糖

**用法**：捣烂加红糖，调匀敷患处。

**枝江县石岭公社**

**方**3：多脚虫一条　红糖适量

**用法**：捣烂敷患处。

**145**

1949

新 中 国
地 方 中 草 药
文 献 研 究
(1949—1979年)

1979

方4：猪苦胆

用法：新鲜的猪苦胆套在患指上，主治指
骨骨髓炎。

宜都县王贩区

方5：羊母奶子根（胡秃子根）1—2两

用法：切片泡酒服。

宜昌市医联

146

# 淋 巴 结 核

## （瘰疬）

**方1**：紫背天葵（千年老鼠屎　背蛇参）
**用法**：水煎服，每服一钱，一日三次。

**宜都县**

**方2**：夏枯草　海藻各一两　昆布五钱
**用法**：煮鸡蛋吃，一日一个，吃蛋喝水。

**秭归县**

**方3**：壁虎
**用法**：酒泡，外搽未破皮者，或泡菜油，
搽久不愈合者。

**远安县　宜昌县**

1949

新 中 国
地 方 中 草 药
文 献 研 究
(1949—1979年)

1979

**方4：腹蛇（烂母胎）**

**用法：**炕干为粉，上纱条。

**当阳县**

**方5：独脚莲**

**用法：**在石头上磨汁外搽。

**兴山县龙珠公社**

**148**

# 骨 结 核

方1：地葫芦根一两　小红麻草一两
用法：水煎服或煨猪蹄子吃。
**宜昌市医联**

方2：百部　白芨　百合　蜈蚣
用法：晒干为末，每次三钱，一天三次，
　　　吃一月。
**当阳县双龙公社**

方3：菜油　鸡蛋　蜈蚣一条
用法：菜油炒鸡蛋同蜈蚣粉内服，每日早
　　　晨一次，半月后加僵虫粉内服。
**当阳县**

**149**

1949

新 中 国
地方中草药
文 献 研 究
(1949—1979年)

1979

**方**4：黄芪　党参　熟地各八钱　银花六
钱　当归　川芎　白芍　黄柏各五
钱　甘草三钱　肉桂二钱
斑蝥（去头、足、翅、糯米炒）五
分　土苓一两

**用法**：水煎服，一剂服三天，一日三次，
连服数剂。

**秭归县太平公社**

**150**

# 破 伤 风

**方1：** 蝉衣二十四个

**用法：** 研末酒冲服，用葱白汁调敷患处。

### 枝江县善窑公社

**方2：** ①制川乌　制草乌各三钱　雄黄一
　　　　钱五分　天麻三钱

**用法：** 研细过筛，分作十包，一日三次，
　　　　一次一包，用酒或开水送服。

　　　　②羌活　天麻　地龙　虫蜕　连召
　　　　全虫各二钱　二花　勾藤各一钱
　　　　白芷一钱五分　防风　天南星　尔
　　　　没各三钱

**用法：** 水煎服，一日三次。

　　　　③朱砂　明雄各一钱　血竭二钱

1949
新 中 国
地 方 中 草 药
文 献 研 究
(1949—1979年)
1979

石膏五钱

**用法**：细末，凡士林调敷。

**宜昌县**

**方3**：虫蜕三钱　川乌一钱

**用法**：水煎服。小儿用虫蜕不用川乌或者
减量。

**秭归县太平公社**

152

# 结 石 症

**方1：** 金钱草一两　海金砂一两　玉米须
　　　一两　车前草一两

**用法：** 水煎服。主治肾结石。

**当阳县半月区**

**方2：** 金钱草五钱　海金砂五钱　滑石一
　　　两　石韦五钱　马鞭草五钱

**用法：** 水煎服。一日三次，主治肾结石。

**宜都县红花区**

**方3：** 金钱草　蒲公英　车前草各一两

**用法：** 水煎服，一日三次。

**宜都县蔡冲公社**

1949

新　中　国
地方中草药
文　献　研　究

(1949—1979年)

1979

# 漆　疮

**方1**：苦楝树皮　杉树皮各一两

**用法**：煎水洗。

**秭归县太平公社**

**方2**：韭菜

**用法**：捣汁敷患处。

**当阳县**

**方3**：卫矛（八树）

**用法**：煎水洗。

**远安县**

**方4**：螃蟹

**用法**：内服或螃蟹壳烧灰，油调搽。

**宜昌市医联**

**方5**：八树　双勾藤　大蒜茎　艾叶　见
肿消　八爪各一两

**用法**：煎水洗。

**长阳县郑家榜公社**

154

# 湿 疹

**主症**：皮肤上出现丘疹、小水泡，常对称
分布。极痒，抓破后流黄水，往往
连成一片。反复发作，经久不愈。

**方1**：家燕窝三钱　松香油二钱

**用法**：研末，香油调搽患处。一日三次。

枝江县普窑公社

**方2**：九龙须（威灵仙）

**用法**：捣烂取汁搽患处。

宜都县枝城镇

**方3**：土茯苓一两　双白皮二钱

**用法**：水煎服，一次服，一日三次。

宜都县红花区

155

1949

新 中 国
地 方 中 草 药
文 献 研 究
(1949—1979年)

1979

方4：黄柏　苍术　苦参　土茯苓

用法：煎水外洗，内服。

**宜昌县樟树坪区**

方5：青果炭　冰片

用法：青果炭研末同适量冰片混调。患部
先搽桐油后撒药，纱布包。每天换
药一次。

**宜昌市医联**

方6：鲜桑叶

用法：捣烂敷患处或晒干研末备用，用时
用冷开水调敷。

**秭归县水田坝公社**

方7：寒水石（煅）一两　陀僧三钱

用法：细末干撒或麻油调搽。

**秭归县太平公社**

156

方8：黄柏　大枣

用法：大枣烧炭同黄柏研末，菜油调敷。

**长阳县青岗坪公社**

方9：青黛三分　蛤粉一两　黄柏六分

　　　煅石膏一两　冰片一分　轻粉三分

用法：共为细末，菜油调外搽。

**宜昌市医联**

157

1949

新 中 国
地 方 中 草 药
文 献 研 究
(1949—1979年)

1979

# 荨 麻 疹

## （风疹块）

**主症**：皮肤突然发痒，随即出现大小不等、界限清楚，高出皮面的疹块。全身各部均可发生，但以头部、四肢为多见。有的反复发作。

**方1**：红麻草五两　大麻草五两

**用法**：研细末为丸，一日三次，每次十五粒。连服2——3星期。

**秭归县杨林公社**

**方2**：生菜油二两

**用法**：发时喝二汤匙。

**宜昌县柏家坪公社**

**158**

**方**3：马鞭草四两

**用法**：煎水洗。

### 当阳县莲坪公社

**方**4：臭牡丹根皮一两　陈碗豆一两

**用法**：同煮，吃豆喝水。

### 宜都县向阳公社

**方**5：毛和尚务子半斤　岩风一两

**用法**：水煎服和洗患处。

### 宜昌县

**方**6：槐树叶　大蒜梗　各半斤

**用法**：煎水洗。

### 宜昌县

**方**7：小为香根（鲜品）二两

**用法**：煎水去渣加甜酒煮放糖少许。重的

1949

新 中 国
地 方 中 草 药
文 献 研 究
(1949—1979年)

1979

服三剂，轻的一剂。（无根小为香亦可）

**宜昌市医联**

方8：元参一两　生地一两　赤芍五钱

二花八钱　枯草六钱　防风五钱

黄柏二钱　通草三钱　（可加甘草一钱）

用法：水煎服。第二服药可加独活四钱、苍术五钱。

**秭归县**

160

# 天 泡 疮

方1：白凡二钱　明雄二钱　冰片二分
用法：研细末，菜油调搽患处。

**秭归县云台公社**


方2：枸杞叶
用法：捣烂取汁调石羔敷。

**秭归县太平公社**

161

1949

新 中 国
地 方 中 草 药
文 献 研 究
(1949—1979年)

1979

# 皮 肤 搔 痒

**方1：** 生地三钱　玄参四钱　防风三钱
　　　赤芍三钱　连翘三钱　红麻草五钱
**用法：** 水煎服。一日三次，四天一剂。

秭归县杨林公社

**方2：** 营仲五钱　苦参三钱　土苓一两
　　　蒜梗四钱　二花藤四钱　合介三钱
　　　野菊花三钱　七艾三钱
**用法：** 水煎服。

秭归县凤凰公社

**方3：** 铁马鞭草
**用法：** 全草煎水洗患处。

当阳县

**方4：** 鹤虱　地肤子　甘草　防风　大蒜梗
**用法：** 煎水洗。亦可治阴道滴虫。

远安县

162

# 皮　炎

**方1：** 雄黄　枯凡各五分　冰片二分

**用法：** 细末搽患处。适用于化脓性皮炎。

### 宜都县蔡河公社

**方2：** 扛板归

**用法：** 嫩叶捣烂外敷，全草煎水熏洗。

### 宜都县向阳公社

**方3：** 大黄五钱　硫黄五钱　朝脑五分

**用法：** 细末，好醋浸泡出汁搽患处，立即
止痒。

### 远安县望家公社

**163**

1949

新 中 国
地 方 中 草 药
文 献 研 究
(1949—1979年)

1979

# 痢 痢 头

## （黄癣、白癣）

方1：核桃壳　辣蓼子草　花椒
用法：捣烂外敷。

**秭归县**

方2：牛耳大黄（野大黄）
用法：用刀刮后，将大黄捣烂敷头上。

**秭归县**

方3：桐树花
用法：捣泥外敷或把花放瓦缸内埋入地
　　　下，等花成水时，用水搽之。

**兴山县　长阳县**

164

**方**4： 枸树叶

**用法**： 捣汁搽头。

**秭归县太平公社**

**方**5： 柳树叶　羊蹄根

**用法**： 细末，菜油调搽。

**长阳县晓麻溪公社**

1949

新 中 国
地 方 中 草 药
文 献 研 究
(1949—1979年)

1979

# 癣

**方1**： 木槿树皮　柳树叶

**用法**：共捣烂，入酒浸，外搽。或单用柳
树叶搽。主治皮癣。

**当阳县龙泉公社**

**方2**： 硝水　樟脑　花椒　三奈　白芷

**用法**：后四药用硝水泡外搽。主治顽癣。

**宜昌县联棚公社**

**方3**： 杉木油

**制法**：取碗一个，用线索把碗口捆成"十"
字形，后用卫生纸盖碗口，上放干
杉木锯末，堆成塔状，从尖端点火
燃烧，待火烧至接近卫生纸时，即

166

除去灰烬和残余锯末，取碗中杉木油备用。

**用法：**将癣面洗净，用刀片刮去痂皮，再在癣面上铺一层很薄的棉花，用火或烧红的木炭稍烘一下，取下棉花，将杉木油搽上。主治顽癣。

**五峰县付家堰公社**

**方4：斑蝥 95％酒精**

**用法：**斑蝥放入95％酒精中浸泡三昼夜再用纱布过滤，滤液外搽。先将癣粗皮刮去，再用毛笔搽，一日三次，直至起泡为止。

**宜昌市医联**

**方5：漂蛸**

**用法：**煅烧研粉外用。主治脚癣。

**兴山县三合公社**

167

1949

新 中 国
地 方 中 草 药
文 献 研 究
(1949—1979年)

1979

方6：生半夏　醋
用法：捣泥外敷。

**当阳县**

方7：杨树皮（麻柳树皮）　枯矾各等分
用法：研末，麻油调敷。

**当阳县**

方8：核桃青壳
用法：外搽。

**远安县**

方9：黄荆条叶
用法：揉水搽患处。主治脚癣。

**秭归县太平公社**

方10：黄炸药30克　凡士林70克
用法：调匀外搽。主治牛皮癣。

**秭归县水田坝公社**

168

**方**11： 黄柏　猪胆　冰片五分

**用法**：黄柏煎水取汁一碗，加猪胆汁熬膏，凉后加冰片，敷患处。一日一次，主治脚癣的湿痒痛。

**当阳县**


**方**12： 枝子三钱　紫金皮三钱　樟脑三钱轻粉一钱五分

**用法**：酒浸，用棉球搽患处。主治干湿脚癣。

**当阳县**


**方**13： 穿过的烂草鞋

**用法**：烧灰撒患处。主治脚癣。

**宜昌市**


**169**

1949

新 中 国
地 方 中 草 药
文 献 研 究
(1949—1979年)

1979

# 脱　　发

**方药：**桑树根皮四两

**用法：**去粗皮，水煎洗头，每日一付，一
日三次。主治不明原因的脱发。

**长阳县青岗坪公社**

170

# 丹　毒

**方1：**粗草纸　桐油

**用法：**将粗草纸烧灰用桐油调敷。

宜昌县晓溪塔公社

**方2：**蚯蚓粪（韭菜地里的）三钱　玄明

粉三钱

**用法：**研细末，温开水调敷。

宜昌县

**方3：**磨芋

**用法：**旱烟水或红腊菜磨磨芋，外搽。

兴山县

**方4：**蜜蜂屎

**用法：**细末加鸡蛋清调敷患处。

秭归县水田坝公社

171

1949

新 中 国
地方中草药
文 献 研 究
(1949—1979年)

1979

# 蜂窝组织炎

**方**1：红老刺台　糯米丐

**用法**：先将老刺台切碎捣烂，再用糯米丐做丸煮熟，两者混合捣成糊状，外敷患处。

**宜都县永园公社**

172

# 无 名 肿 毒

**方**1： 见肿消
**用法**： 捣烂外敷。

**远安县**

**方**2： 活蜈蚣1——2条
**用法**： 装入小竹筒内加菜油浸泡数日，蜈蚣自化搽患处。

**远安县**

**方**3： 黄花草
**用法**： 煎熬成膏，日晒夜露半月后外搽。

**秭归县**

**方**4： 艾蒿叶　菊花叶　桑叶　巴交叶

**173**

1949

新　中　国
地 方 中 草 药
文 献 研 究
(1949—1979年)

1979

　　玄参叶　子苏叶　银花叶　大黄叶
杏叶　黄精叶各等份

**用法**：阴干研细末，阳症用永叶煎水调药
搽患处，阴症用苏叶煎水调药搽患
处。

**秭归县石柱公社**


**方**5：紫花地丁（贯头尖）

**用法**：捣烂敷。

**宜昌县**


174

# 梅　毒

**方名：**红升丹

**方药：**白矾四两　月石一两　火硝四两
水银一两　明雄五钱

**制法：**先将月石、白矾煅枯，火硝炒枯，
再将白矾、月石、明雄研为细末，
称水银一两，将上述药物一起放入
桶状平口罐中，再将铁灯碗放在罐
口上，用细铁丝呈"十"字形捆紧，
用观音土（加少量食盐）封口，用
白炭火烤，以达密封，再用观音土
将罐周身糊满后置于铁三角架上，
周围加白炭火，此时灯碗开始加
水，先文火，后武火，全程约三小
时半，其中文火二小时，武火一小

**175**

1949

新 中 国
地 方 中 草 药
文 献 研 究
(1949—1979年)

1979

时半，边烧边加水，达到三小时半后将火立即拆除，将罐冷却，在灯碗底取丹。

丹色以朱砂色最好，五花色次之，黄色较差。白色及黑色禁用。

**用法：**剂量（纯红升丹量）：成人八分至一钱，最多不超过一钱五分，儿童1—2个月服三厘，2—5个月服六厘，1—2岁服一分，2—3岁服一分五厘，3—5岁服二分，5—7岁服三分，7—15岁服五分，16岁以上服成人量。

**方法：**将所需剂量"红升丹"的细末，按每钱"红升丹"加朱辰砂、儿茶各五分，用苦荞面或米饭为丸，再将上药分成七等份，用生大黄水送服，每日一次或隔日一次，7—14天服完。

176

**备注：**（1）服药后禁饮热茶、热食、烤火，禁食广椒、羊肉、蜂糖。

（2）年老体弱者，严重肺结核、心脏病、肾脏病、严重肝炎、哮喘病、急性传染病、孕妇禁用。

（3）药物反应及处理：

①口腔炎：腊肉皮烧后煨水嗽口，或用松树果子、地胡芦根煨水嗽口。

②皮肤搔痒：六叶淋、松毛、枫橡树皮、蒜根子熬水洗。

③中毒心慌：浓茶凉后喝，若不能解决可服黄连解毒汤。

④中毒处理：凡发现牙龈出血及便血应立即停药，待症状缓解后再继续服药，如继续恶化就需注射二醯基丙醇，每次一支，肌肉注射，每四小时一次。内服或注射大量维生

177

1949

新 中 国
地 方 中 草 药
文 献 研 究
(1949—1979年)

1979

索丙。

**秭归县**

附：改良"红升丹"

在前方剂中减去朱辰砂，酌少
纯"红升丹"的用量，（由一
钱减为八分）毒性降低，不影
响疗效。

**五峰县防治队**

方2：青粉　红粉　儿茶各2—3分　苦
荞面适量

用法：用人参败毒散煎水服上药。上药前
三味研末加苦荞面。分四次服，第
一次量加倍，一天一次。

**神龙架林区**

方3：金银花一两　土茯苓一两

178

用法：土茯苓用尿泡一周，晒干加二花煎
服。

**枝江县沿江公社**

方4：鱼腥草（干品）3斤
用法：将3斤分为90包，每次一包，一天
三次，连服一月为一疗程。或用鱼
腥草针剂亦可。

**长阳县　地区防治队**

方5：土茯苓三斤　金银花三斤　苦参三
斤　山黄连三斤　山黄芩三斤　贯
仲三斤　地蚤根三斤
用法：细末为丸，一日三次，一次服三钱。

**长阳县**

179

1949

新 中 国
地 方 中 草 药
文 献 研 究
(1949—1979年)

1979

# 癌　症

方1：壁虎　蜈蚣　癞蛤蟆　白酒
用法：前三味用白酒泡3—4天，一次服
　　　4—5毫升，一日三次。主治食道
　　　癌。

当阳县紫盖公社

方2：地榆二两　鼠牙半枝莲二两　小蓟
　　　一两
用法：煎水服，一日三次，一天服完。主
　　　治直肠癌。

枝江县善窑公社

方3：生半夏（小的）
用法：洗净，冷开水吞服1—3枚，不能

180

噙破，治食道癌、胃癌。

宜昌市医联

方4：泽兰叶　卜公英　二花　白芨　木
　　　瓜　地丁各2～3钱

用法：以水、酒各半煎服。主治乳癌初期。

当阳县

方5：无毛老鼠5—7个　乌梢蛇一条

用法：焙干细末混匀，黄酒送下。主治胃
　　　癌及食道癌。

长阳县

方6：半边莲二两　过路黄二两

用法：开水泡或煎水当茶喝。主治子宫颈
　　　癌。

秭归县

181

1949

新 中 国
地 方 中 草 药
文 献 研 究
(1949—1979年)

1979

方7：毛和尚（门冬）　龙葵　红藤根
　　　蛇泡草　铁扫帚等量
用法：水煎服，二日一剂。主治宫颈癌。
　　　　　宜昌县马宗岭公社

方8：藤梨（猕猴桃）
用法：煎煮制成膏每毫升含生药2克，每
　　　次25毫升，一日二次。主治肠胃癌
　　　症，亦可用于乳癌、鼻咽癌。

182

# 内　科

· 白　页 ·

# 咳喘 肺痿 肺痈

咳、喘、肺痿、肺痈，均为肺系疾患。其中咳嗽分为外感风寒咳嗽、风热咳嗽和内伤咳嗽两大类；喘证分实喘和虚喘两类；肺痿分为虚热和虚寒两类；肺痈分为初期、成痈期、溃脓期三个阶段。

1）、风寒咳嗽：初起咳嗽痰稀，鼻塞流涕、或兼头痛，寒热无汗等表证。

2）、喘症：以呼吸急促，甚至张口抬肩，全身呼吸，不能平卧，痰吐不利，带有哮鸣音。

3）、肺痿：以咳吐浊唾涎沫为特征。

4）、肺痈：咳则胸痛，吐痰腥臭，甚则咳吐脓血。

**183**

1949

新　中　国
地 方 中 草 药
文 献 研 究
(1949—1979年)

1979

# 一、咳

方1：紫菀一两　薄荷一两　桑白皮三两
　　　百部二两　生地二两　甘草一两
用法：水煎服，一日三次，每次十百毫升，
　　　适用于伤风咳嗽兼身疼无汗。

神龙架林区

方2：沙参一两　枇杷叶一两
用法：水煎服，一日三次。本方适用于一般咳嗽

枝江县碧窑公社

方3：黑棉油　鸡蛋
用法：棉油烧鸡蛋吃，用于干咳，老人久咳。

宜都县

方4：柿饼三个

184

用法：放少量桐油烤焦，每次服一个。

### 秭归县月明公社

## 二、哮喘

方1：聚目

用法：研细末，每次服2—3钱。治寒性哮喘，水气寒喘。

### 宜昌县

方2：黄荆树子二钱

用法：炒枯研末用糖开水或热开水每日早晚各服二钱，适用于寒喘或有喘咳出血症。

### 远安县 枝江县

方3：麻黄二钱 杏仁二钱 车前子三钱

用法：煎服每日早晚各服一次，适用于寒喘

### 枝江县

185

1949

新 中 国
地 方 中 草 药
文 献 研 究
(1949—1979年)

1979

方4：胡椒片

用法：胡椒研粉压片，一片用胶布固定身

柱穴。

枝江县

方5：牡蛎 蝉蜕各一斤

用法：研细末，搓丸、每次服一钱，一日

三次，连服七日，适用于喘息失音。

宜都县

方6：梧桐根皮一斤 十大功劳叶子四两

用法：做丸，每次服一钱，一日三次，冰

糖水吞下，适用于热喘。

宜都县

方7：明矾一两 瓜蒌壳二个 萝卜数个

用法：明矾煨成枯丸，瓜蒌烧成炭，碾细

过筛，萝卜蒸熟拌上药，每次吃

186

2－3个，在发作期效果显著。适用于热喘痰稠

宜昌县

**方8：** 黄荆籽一两　枇杷叶　肺金草各一两

**用法：** 煎水温服，一日三次，二日服完。本方适用于嗽咳带血。

秭归县

**方9：** 金蜘蛛

**用法：** 将三个金蜘蛛用皮纸一包再用黄泥巴包好，放火中烧干后研成细末，用白酒冲服。

宜昌县三涧溪公社

**方10：** 羊不奈叶（胡秃子叶）　鹅不食草

**用法：** 蜜丸，每次一钱，治慢性支气管炎

187

1949

新 中 国
地 方 中 草 药
文 献 研 究
(1949—1979年)

1979

和哮喘，本方适用于哮喘咳痰不爽。

**宜昌县白水公社**

方11：蜘咳草二两　红糖（蜜）一两
用法：制成糖浆一百五十毫升，每次五十
　　　毫升，一日三次，对支气管炎和支
　　　气管哮喘，疗效显著。

**宜昌市中医院**

## 三、肺痈（肺脓疡）

方1：鱼腥草半斤
用法：煎水经常服用，本方适用于肺脓疡。

**当阳县**

方2：鱼腥草二两　鲜芦根一两　全瓜蒌
　　　五钱
用法：煎水服，本方适用于肺痈已溃，咳
　　　吐脓血，清热解毒。

188

方3：鱼腥草　桐树叶

用法：将鱼腥草用青桐叶包后放在匀火烧后捣烂外敷。本方适用于肺痈后期解毒排脓。

长阳县三渔冲公社

## 四、肺痿

方药：山药　百芨

用法：研粉制片内服或水煎服。用本方健脾补肺，适用于肺痿。

当阳县

189

1949

新 中 国
地 方 中 草 药
文 献 研 究
(1949—1979年)

1979

# 咳血　吐血

咳血，其血由肺而来。系咳嗽出血或痰中带有血丝，或纯血鲜红，夹有泡沫。

吐血，是指呕吐出血，主要是指胃出血、中医分为胃热出血和肝火犯胃出血。若胃热吐血，则血色鲜红或紫暗，夹杂食物残渣，大便秘结或色黑等。若肝火犯胃出血，则口干发苦，胸胁疼痛，心烦好怒，躁忧不宁等。

## 一、咳血

**方1**：血余炭
**用法**：每次五分，一日三次。

长阳县

方2： 广香三钱　生乳香二钱　百草霜二
　　　钱

用法： 先将广香、百草霜研细末，再与生
　　　乳香研成泥制丸，每丸五分，每次
　　　一丸，每日三次开水吞服。

　　　　　　　　　宜都县

方3： 鲜桑树皮　白芨各一斤　糯米四两

用法： 鲜桑树皮、白芨用水浸三夜，去黄
　　　皮入糯米焙干研细，每次一钱。

　　　　　　　　　当阳县

方4： 肺经草五钱　翻白草五钱　仙鹤草
　　　五钱　白茅根五钱　血当归五钱
　　　血三七三钱　体虚加党参三钱、岩
　　　白菜四钱

用法： 水煎服，适用于咳血，痰中带血。

　　　　　　　　　宜昌市医联

191

1949

新　中　国
地 方 中 草 药
文　献　研　究
(1949—1979年)

1979

## 二、吐血

方1：红见血飞三钱　白山七四钱
用法：共细末，每次服五分，童便送下。

秭归县云台公社

方2：石榴花泡子
用法：阴干兑童便冲酒喝。

秭归县

方3：田七二钱
用法：研细分为四包，每次一包冲服。

秭归县

方4：茜草根　茅根　藕节　韭菜　生地
　　　柏子仁　童便
用法：水煎服用于胃出血。

当阳县

192

**方**5：仙鹤草二两

**用法**：水煎服治胃出血、

宜昌县

**方**6：生地　荷叶炭　艾叶炭　侧柏叶炭
　　　百草霜

**用法**：研细以蜜为丸，每次十粒，每日三
　　　次。

宜都县

193

1949

新 中 国
地 方 中 草 药
文 献 研 究
(1949—1979年)

1979

# 胸膜炎疼痛

**方1：** 甘遂一钱　肉桂一钱　玄胡一钱
**用法：** 研细冷开水分五次服。主治胸膜积
液，胸腔积水疼痛。

秭归县

**方2：** 乌金七一两　八爪七钱　朱砂七两
三百棒一两
**用法：** 研粉内服，每次1—1.5钱，本方适
用于气滞胸膈胞闷不舒

远安县荷花区

194

# 消 化 不 良

**主症：** 消化不良，腹胀矢气，打饱嗝，大
便排下食物残渣，不是正常粪便。

**方1：** 炒橡子树子5—10粒

**用法：** 水煎服，每日一剂。

当阳县公安公社

**方2：** 麦芽　谷芽各等量

**用法：** 研细末口服，小儿５分/次，成
人1钱/次，每日三次。

当阳县河溶区

**方3：** 陈皮　猪胆各等量

**用法：** 将猪胆浓缩与陈皮粉混匀做丸，每
次一丸，每日三次，姜糖水服。

当阳县河溶区

195

1949

新 中 国
地方中草药
文 献 研 究
(1949—1979年)

1979

方4：白罗卜子　山渣果子

用法：放锅中炕黄．研为细末，每次五分
至一钱开水服。

当阳县河溶区


方5：芝麻秆七根

用法：烧炭冲水一次服。

远安县河口公社


方6：紫金砂八分　火硝二分

用法：研细末服。

长阳县曲溪公社


方7：隔山清二两　莎木则二两　仙鹤草
二两　一口血二两　遛竹清二两

用法：细末为丸．每服三钱、一日三次。

长阳县高家堰公社


196

方8：搜山虎　鸡蛋

用法：煮食鸡蛋治食积。

### 兴山县

方9：紫金砂一两　乌金草二两

用法：焙干研细，成人每次二钱，小儿减半，开水吞服治消化不良，腹胀痛。

### 秭归县

方10：青皮　陈皮各四钱　广香　黄连

法夏　丁香各二钱　文术　三棱各

三钱　巴豆（去油）一钱

用法：细末为丸，每服二钱，一次疼愈。

### 长阳县高家堰公社

1949
新 中 国
地方中草药
文 献 研 究
(1949—1979年)
1979

# 胃　痛

胃痛范围比较广泛。一般来说有"气郁""血郁""食积""虫证""胃溃疡""胃寒痛""胃痛呕吐"等。

## 一、气郁胃痛

**主症:**胸胁胀满，常欲叹气。

**方1:**蛇参三钱　陈皮三钱

**用法:**细末，每次二钱，一日三次。

宜都县红花区卫生院

**方2:**乌金草一至二钱

**用法:**放口中咬烂用开水服，用酒更好。

秭归县　宜昌县

198

方3： 紫金沙半斤　乌金草四两　冲天泡
　　　四两
用法： 细末，每次服二至三钱。
　　　　　　秭归县桂花公社

方4： 紫金沙二两　乌金草五钱　隔山消
　　　一两，雄黄连一两
用法： 研细末，一日三次，每次1～3钱。
　　　　　　长阳县石城公社

方5： 紫金沙　乌金草各等分
用法： 研细末服，一日二次，每次一钱（对
　　　肠梗阻，蛔虫性腹痛无效）
　　　　　　兴山县　神农架林区

方6： 樟树根皮二两　土合香一两　巴岩
　　　香一两　土广香一两
用法： 研细末，大人每次服一钱，小孩每

1949
新 中 国
地 方 中 草 药
文 献 研 究
(1949—1979年)
1979

次服五分。

**秭归县石柱公社**

方7：鼻血莲（又名鼻血雷）四钱　紫金沙五钱　青木香四钱

用法：水煎服或研末服一次一钱，温开水送下。

**秭归县太平公社**

方8：曼陀罗一钱

用法：水煎服，分三次服，肌肉注射半毫升。

**秭归县木坪公社**

方9：蛇参五钱　玄胡三钱　竹叶七二钱

用法：研细做丸如绿豆大，痛时服10—15丸。本方适于气血郁滞。

**长阳县永和坪公社**

200

方10：木浆树根（荜澄茄子树根）一两

用法：水煎服。

### 秭归县二甲公社

## 二、血郁胃痛

主症：病人自觉胃部胀满，重滞，用手按

摸却不很胀满。

方1：蛇参二钱　香附一钱

用法：细末，每次一钱，一日三次。

方2：见血飞五分

用法：细末一次服，若不愈再服，或制成

针剂亦可。

### 宜都县蒙冲公社

## 三、饮食积滞胃痛

主症：按之胃胀，打食臭呃。

方药：隔山消半斤　蛇参一两　荞麦当归

半斤

1949

新 中 国
地 方 中 草 药
文 献 研 究
(1949—1979年)

1979

**用法**：用文火炕干，研末加白糖三两 每日三次，每次三钱

当阳陈场公社

## 四、虫症胃痛

**主症**：有吐虫史。

**方药**：花椒树上的虫茧 7 — 9 个。

**用法**：煮水服。

当阳县

## 五、溃疡病胃痛

**主症**：食前或食后即发生疼痛，夜晚较多，或兼大便秘结或呕吐。

**方1**：青木香二钱 紫金沙三钱 瓦楞子五钱

**用法**：研细末，每次服二钱。

秭归县木坪公社

202

**方2：** 牡力五斤　龙胆草八钱　大黄八钱
白糖二两四钱

**制法：** 牡力五斤研细过筛，龙胆草，大黄
两味同煎一小时，过滤去渣，再将
渣加水反复煎3—4次，煎清为
止，过滤，用此水将牡力泛为小丸
后，再将白糖上衣，晒干。

**用法：** 一日二次，用温开水送下，每次二
钱。

**备注：** 孕妇禁服。忌刺激食物。

宜昌县

## 六、胃寒痛

**主症：** 四肢清冷，口不渴。

**方1：** 艾叶一至二钱　当归三钱　玄胡二
钱　五灵脂三钱　广香一钱

**用法：** 水煎服。

宜昌市医联

203

1949

新 中 国
地 方 中 草 药
文 献 研 究
(1949—1979年)

1979

方2：蛇参一两　吴芋根二两　仙鹤草三
两　鹇山消二两　九牛造二两　白
酒三斤
用法：泡酒，每服五毫升，一日三次。
长阳县高家堰公社

方3：吴芋叶四两　土介香二两
用法：细末为梧桐大丸，空服十丸，一日
三次。
长阳县花林公社

方4：乌金草三分　白胡椒四分　全虫二
分
用法：研成细末，一次温开水吞下，儿童
量酌减。
枝江县

## 七、一般胃痛

方1：转珠连（又名土蜂子，卷阳鹖）

204

用法：生用细末或泡酒，每次服3－5
钱。

秭归县

方2：蛇参

用法：将蛇参根洗净、切碎、泡酒，每次
服二至五毫升。

当阳县跑马公社

1949

新 中 国
地 方 中 草 药
文 献 研 究
(1949—1979年)

1979

# 腹　痛

　　腹痛是指腹部发生疼痛的证状。临床上常见，常出现于多种疾病中。如痢疾、肠痈、疝气、虫痛、妇女经带病、心痛、胃痛等等。现仅就寒积腹痛等分述如下：

　　1）寒邪内积腹痛：腹痛急暴、遇冷更甚，得温则舒，口不渴、小便清利，大便溏薄，舌苔薄白，脉象沉紧。

　　2）虚寒腹痛：腹痛绵绵，时作时止，喜热恶冷，痛时喜按，饥饿及疲劳时更甚。

　　3）气滞血瘀腹痛：以气滞为主者，证见脘腹胀闷，痛而拒按，忧思发怒时则痛甚；嗳气或矢气时则痛减；以血瘀为主者，证见疼痛较剧，痛有定处，舌质紫暗

**206**

等。

4）饮食积滞腹痛：脘腹胀满疼痛，拒按，恶食，嗳腐吞酸，苔腻等。

5）虫积腹痛：腹痛时作时止。有时腹部有凸起包块等。

方1：雄黄连

用法：切碎嚼后开水吞服。适于湿热腹痛

秭归县木坪公社

方2：乌金草一两　铁古砂一两　蛇参二两

用法：上药晒干碾为末内服1——2钱。适用于寒气腹痛。

远安县洋坪区卫生院

方3：冲天七三钱　细辛一钱　蛇参三钱
乌金七三钱

用法：晒干碾粉，开水冲服，每次1——1.5

207

1949

新 中 国
地 方 中 草 药
文 献 研 究
(1949—1979年)

1979

钱用于寒气腹痛。

远安县望家公社

方4：蛇参　白酒

用法：药切片酒泡四天内服，每次五毫升，适用于寒气腹痛。

当阳县迪马公社

宜昌县大庙公社

方5：紫金沙二钱　雄黄连四钱　乌金草二钱　海螺七一钱　八大王一钱

用法：研细，每次一钱。适用于寒热夹杂腹痛。

秭归县

方6：嫩青核桃四粒　白酒一斤

用法：青核桃放入白酒内浸泡24——48小时使成棕色，取出核桃，其酒备

208

用，内服，每次10——15毫升，适
用于寒性腹痛。

**远安县河口公社**

方7： 胡交7粒　红枣数枚
用法： 捣烂，男用酒女用醋吞服。适用于
寒痛。

**宜都县永安公社**

方8： 吴于粉
用法： 研细每次五分，一日二次，治胃
痛，吐酸水，气逆、翻胃，胃寒腹
痛。

**枝江县**

方9： 香附一两　甘草五钱　见血飞一两
用法： 研细末每次五分。适用于气郁腹痛

**宜都县**

1949
新 中 国
地 方 中 草 药
文 献 研 究
(1949—1979年)
1979

方10：山蜈蚣七　蛇参　马蹄香　隔山消
　　　各三钱
用法：研细内服，每次三钱。

　　　　　　　　　　　　　　宜都县

方11：花椒三钱　青木香三钱
用法：煎服，适用于急性胃痛，虫痛。

　　　　　　　　　　　　　　秭归县

方12：金盆草（又名水还阴）二分
用法：口内嚼烂，用温开水服下，半小时
　　　有效，适用于窍闭腹痛。

　　　　　　　　　　　　　　秭归县

方13：姜黄　皂荚　黄精子各二两
用法：研粉，每次服三钱，适用于出血性
　　　腹痛。

　　　　　　　　　　　　　　秭归县

210

**方14：**生南瓜子二斤

**用法：**随时服。适用于虫证胃腹痛。

当阳县

**方15：**海螵蛸（去壳）一斤　贝母五钱

**用法：**研细，每次3—5分，一日三次
　　　　开水冲服。适用于胃、十二指肠溃
　　　　疡。

宜昌县

# 呃　逆

**主症：**呃逆，呃呃连声，由于胃气上逆，
　　　　所以叫做"呃逆"。治法宜和胃降
　　　　逆。

**方1：**野柿子树叶二两　红糖四两

**用法：**水煎服。

宜昌县

211

1949

新 中 国
地 方 中 草 药
文 献 研 究
(1949—1979年)

1979

方2：鲜生姜一两　蜂糖一两

用法：姜捣烂取汁与蜂糖冲开水服。

宜昌县

方3：陈砂罐打碎研细一两　野茄（全
草）半斤

用法：煎服、分五次服，一日三次，连服
3－5天，半月痊愈。

宜昌县

方4：柿蒂3－－7个　丁香一钱

用法：水煎服。本方和胃降逆。

## 心 绞 痛

方药：生蒲黄五钱　五灵脂五钱

用法：水煎服。对冠状动脉硬化患者服药
一周控制疼痛，本方适用于瘀血冲
心绞痛。

宜昌地区人民医院

212

# 支 气 管 炎

**方1:** 去毛枇杷叶一两　天冬四钱　麦冬
四钱　百合四钱　杏仁四钱

**用法:** 浓煎取汁去渣加蜂糖二两燉服。本
方适用于热咳肺气虚。

**秭归县龚家公社**


**方2:** 菜秆七　百部

**用法:** 研末,本方适用于小儿百日咳。

**长阳县曲溪公社**


**方3:** 金伏草　双皮各四两　瓜子金(远
志小草)二两　枇杷叶三两　三叶
酸三两

**用法:** 细末为丸,每服二钱,一日三次。
本方适用于肺热咳嗽。

**长阳县高家堰公社**

213

1949

新　中　国
地 方 中 草 药
文 献 研 究
(1949—1979年)

1979

方4：桔梗　沙参　二冬各三钱

用法：煎水当茶服。治咳嗽（燥咳、无
　　　痰）本方适于肺热气虚。

当阳县


方5：茶叶花一两　枇杷花二两　蜜炙双
　　　皮五钱。

用法：水煎服。本方适用于热咳。

秭归县


方6：蜂糖炒桑皮二两

用法：水煎服一日三次。本方适用于喘
　　　息。

宜昌县


214

# 肠炎、腹泻、急性胃肠炎

## 一、

主症：热性水泻的泻如水注，小便短赤，或有发热口渴。

方1：老鹳草　凤尾草各七钱

用法：水煎服，每日一付分二次服。

宜昌卫校

方2：土黄连　三叶酸　荠菜各等量

用法：研细为丸，每次三钱，一日三次。

长阳县高坝公社

方3：丝瓜叶1把

用法：捣烂成汁服用。

当阳县

215

1949

新 中 国
地 方 中 草 药
文 献 研 究
(1949—1979年)

1979

方4：雄黄连三至五钱

用法：用水煎一日分三次服。

**五峰县**

## 二、

主症：寒性水泻是泻如鸭溏， 或 大 便 不爽，小便清长，口不渴。

方1：大蒜一个　艾叶一团

用法：水煎服，一日三次。

**秭归县**

方2：黄荆叶一两　红辣蓼一两

用法：水煎服，一日三次。

**宜都县蔡冲公社**

方3：白术六份　毛苍术三份　干姜一份

用法：共炒研末，每次1———2钱，一日三次。

**远安县河口公社**

216

方4：陈茶叶一两　罗卜子二两　大米四
两　红糖一两

用法：前三种同炒，以米炒黄为度，煎水
和红糖服，分二次服。如呕吐加水
竺茹（不炒）同煎服。

**宜昌县**

方5：赤石脂一两　干姜三钱　炒粳米一
两

用法：水煎服，用于脾虚久泻不止。

**宜昌县**

方6：土炒茶叶　柑子皮

用法：水煎加红糖服，本方适于吐泻小便
不利。

**秭归县**

方7：鲜石榴皮　鸡冠花各半斤

**217**

1949

新 中 国
地 方 中 草 药
文 献 研 究
(1949—1979年)

1979

**用法**：水煎服，按年令1 —— 3两。

**宜昌县柏家坪公社**

**方8**：水灵芝

**用法**：水煎服，有止泻及止血作用。

**宜昌县龙潭坪公社**

**方9**：穿心莲三至五钱

**用法**：水煎服，或作丸用，或制成针剂注射。用于肠炎，虫痢，肝炎。

**远安县荷花区**

**方10**：马鞭草一斤　苍术四两　蛇参二两

**用法**：研细为丸，每次二钱，一日三次饭前服。

**宜都县向阳公社**

**方11**：青木香叶　白三七叶各等量

·218

**用法**：研细，每次三钱，一日三次。

长阳县乐园公社

**方**12：铁马齿苋煎鸡蛋吃或铁马齿苋煎水服。

秭归县

**方**13：来服子一两　山楂
**用法**：水煎服，用于伤食腹泻。

当阳县

219

1949

新　中　国
地 方 中 草 药
文 献 研 究
(1949—1979年)

1979

# 关　节　炎

**方1**：八棱麻四两　毛风藤四两　土茯苓
二两　土牛夕二两

**用法**：全是鲜根水煎服，本方适用于枚毒
性关节炎。

### 枝江县农兴公社

**方2**：鹰爪风（钩藤根）五钱　鸳鸯藤五
钱　白山七五钱　金盆草三钱　螃
蟹七三钱　羊角七三钱　追骨风三
钱　寻骨风三钱　伸筋草三钱　雄
黄年二钱　九子还阳四钱　甘草节
二钱　淫羊藿四钱　威灵仙四钱
黄精八钱

**用法**：水煎或酒泡均可（螃蟹七用石灰水

220

煮熟晒干切片。生用剧毒）羊角七
用姜水浸泡后用之。本方适用于风
湿寒筋挛疼痛。

### 五峰县

**方3：** 五加皮三钱　铁扁担四钱　金腰带
　　四钱　螃蟹七二钱　羊角七三钱
　　三百棒五钱　八爪四钱　风湿加追
　　骨风　大麻草　木兰藤各五钱

**用法：** 羊角七用水煅后与其它药洗净切片
　　用酒浸七天后即可服用，一日二
　　次，一次五钱。本方适用于风寒湿
　　关节痛。

### 兴山县

**方4：** 生姜　生葱各二斤　白酒半斤
**用法：** 二药用白酒炒热敷患处。本方适用
　　于风寒湿外治法。

### 神龙架林区

221

1949
新中国
地方中草药
文献研究
(1949—1979年)
1979

**方**5：猴骨

**用法**：焙焦存性，研细末，每晚用白酒送
服2——5厘，本方适用于骨节
疼。

**枝江县**


**方**6：鲜生姜二两　白酒二两

**用法**：酒泡生姜七日搽患处，本方适用于
膝关节冷痛局部外搽。

**远安县**

**222**

# 腰　　痛

腰痛是指腰部发生疼痛。

## 一、闪挫腰痛

**主症**：闪伤络脉，痛如针刺，外无红肿，按摸不到。

**方药**：全当归　杜仲　牛夕　九龙盘　红白二元

**用法**：酒泡服，适用于闪挫腰痛。

兴山县

## 二、跌仆损伤腰痛

**主症**：重证外有肿疼，内有血瘀，痛无休止。

**方1**：桃仁四钱　红花二钱　螃蟹七八钱

223

1949
新 中 国
地 方 中 草 药
文 献 研 究
(1949—1979年)
1979

扣子七六钱　白酒一斤半。

**用法**：泡酒，每次服五钱。

**秭归县**

方2：铁扁担　柳寄生　克蚂七　木瓜
　　　甘草　蜂蜜

**用法**：研粉加蜂蜜为丸，一次三钱，一日
　　　三次

**当阳县**

方3：豇豆七（金豇豆）三钱　瓜米还阳
　　　三钱　九龙盘三钱　见血飞三钱
　　　骨碎补五钱　蛇麻草三钱　海桐皮
　　　五钱　防己三钱　牛夕四钱　玄参
　　　五钱　铁扁担三钱

**用法**：泡酒服，孕妇禁服。

**宜昌县**

224

**方4**：江边一碗水（又名铜灯台）

**用法**：泡酒服，每次3—5钱。

秭归县

## 三、风湿性腰痛

**主症**：按摸不到，痛连背膂，游走不定，
痛有休作。

**方1**：炒五倍子树根皮三钱　青木香三钱
羌活三钱　威灵仙三钱　防风五钱
炒岩姜三钱　瑶竺消四钱　牛王刺
根四钱　土牛夕三钱

**用法**：水煎服。

宜昌县

**方2**：螃蟹七一钱　扣子七三钱　羊角七
五分　麻布七三钱　九龙盘二钱
大活三钱　牛王刺根五钱

**用法**：水煎服，每日二次，一剂服两天，

225

1949

新 中 国
地 方 中 草 药
文 献 研 究
(1949—1979年)

1979

如泡酒内服时药量加一倍，本方毒性较大，用时须注意，用量勿过大。适用于腰部劳伤，打伤。

**宜昌市医联**

方3：杜仲五钱　算盘七五钱　五加皮五钱　羊角七一钱　螃蟹七四钱　冷水七四钱　扁担七四钱　硼酸四钱　扣子七四钱　岩姜二钱

用法：泡酒服。

**远安县**

## 四、肾气虚寒腰痛

主症：睡觉腰部两侧胀痛，无明活动则痛势稍微减轻，且有酸削感。

方1：牛夕　茴香　棕树根　故纸（盐炒）

用法：煎服。

**当阳县**

226

**方 2**：白龙须一两　猪肉

**用法**：药煨猪肉二两，分二次服完。

秭归县

# 五、坐骨神经痛

**方 1**：芍药一两　甘草一两　附片二钱

**用法**：水煎服 3 — 4 剂，三天一付药。本方适用于坐骨神经痛，并伴有脉微、恶寒、自汗。

秭归县

**方 2**：番木别五个

**用法**：开水浸泡三天，一天一换水，去皮用香油炸成黄色，研细，每日二次，每次一分，用酒送下，如超量发生头晕眼花，本方适用于顽固性长期不愈的坐骨神经痛，风湿性的禁用。

远安县

227

1949

新 中 国
地 方 中 草 药
文 献 研 究
(1949—1979年)

1979

# 风 湿 病

风湿病，以四肢关节酸楚麻木疼痛为主证，风性走得快，变化大，湿性粘滞缠绵，风湿随寒热转移的变化，游移不定，有时在上半身疼，有时在下半身疼，有时在腹中疼，有时在四肢疼，有时集中在一点疼，气候暖和，证状减轻，若遇潮湿，有可能加重，这样就叫做"风湿病"。

一、风湿热：四肢关节热肿疼痛，流入关节，关节肿疼，骨骼畸形。

二、风湿寒：四肢关节酸楚麻木疼痛，偶然气候变化，阴天雨湿的气候更加厉害。

方1：寻骨风五两　威灵仙三两　白酒一至一斤半

228

**用法**：药用白酒浸制三天后内服，每日早晚各服一次，每次半两至一两或酌情，适用于全身风湿寒。

**宜昌市医联**

**方2**：接骨木四两　五加皮二两　九龙生二两　黄荆根二两　香血藤三两

**用法**：细末为丸，每服二钱，一日三次，适用于风湿疼痛，四肢麻木，本方适用于风湿寒骨节疼痛。

**长阳县高家堰公社**

**方3**：追骨风　寻骨风　大血屯　土麻黄　菖卜草根各三钱　灵仙　石兰屯　摇竹消　土牛夕各五钱　搜山虎二钱

**用法**：水煎服或火酒浸汁服。冬天可酌加桂支三钱，本方适用于风湿寒肌肉

229

1949

新 中 国
地 方 中 草 药
文 献 研 究
(1949—1979年)

1979

疼痛。

**宜都县**

方 4 ：大追骨风（红蛇马草）

用法：将干的大追骨风的兜子半斤用酒二斤泡服，本方适用于风湿关节肿痛。

**宜昌县**

方 5 ：杉树节　松树节　竹子节　甘草节各三两

用法：煎水服或泡酒服，日服二次。本方适用于风湿病关节畸形。

**长阳县双坪公社**

方 6 ：三百棒四钱　松节三个　活血莲五钱　忍冬藤四钱　大麻草四钱　转筋草三钱　桑枝一两　老冠草三钱。

用法：煎水温服或泡酒服。本方适用于风

230

湿热肿疼。

### 秭归县两河营盘公社

**方7**：麻布花（又名土人交）二斤

**用法**：水煎服，一日三次，每次五十毫升。
适用于四肢麻木酸痛。

### 兴山县双堰公社

**方8**：制马前　木瓜　血三七　八地麻
金钱草　梅花七（麦刁七）　牛夕
白芷

**用法**：共为细末炼蜜为丸，每天三次，每
次四粒，每丸约二分，本方适用于
筋急风湿病。

### 宜都县

**方9**：螃蟹七三钱　冷水七三钱　血山七
四钱　五加皮四钱　江边一碗水二
钱　托托麻四钱　过节风三钱　木

231

1949

新 中 国
地 方 中 草 药
文 献 研 究
(1949—1979年)

1979

通二钱

**用法**：晒干泡酒喝，每天早晚各一次。本方适用于风湿寒全身疼痛。

**秭归县木坪公社**

方10：木瓜　灵仙　防己　桑枝

**用法**：泡酒服。本方适用于全身性风湿痛轻证。

**当阳县**

方11：金毛狗五钱　片姜黄五钱　千年健五钱　延胡索五钱　牛夕五钱　独活五钱　香附一两　牡蛎一两　当归五钱　地龙三钱　乳没五钱　红花三钱　川芎三钱　全蝎二钱　秦艽三钱　木瓜五钱

**用法**：将上药水煎服，连服4—5付。

**枝江县**

232

# 心　脏　病

**主症：** 心悸、头眩、气喘、流汗、下肢浮
　　　肿，走上坡则更觉心慌气喘，有时
　　　全身水肿。

**方1：** 丹参四钱　万年青三钱　红毛七二
　　　钱　竹叶七二钱　千年见三钱　活
　　　血莲三钱　香血藤四钱

**用法：** 水煎服或水丸均可。

**长阳县**

**方2：** 蟾酥（制）

**用法：** 加糖或淀粉分包，每日4—8毫
　　　克，每日2—3次。注意量大者易
　　　中毒。

**233**

1949

新 中 国
地 方 中 草 药
文 献 研 究
(1949—1979年)

1979

# 高 血 压

**方1：** 草决明五钱

**用法：** 炒五至十分钟，水泡代茶，时时饮之。适用于早期高血压。

**宜昌卫校**


**方2：** 夏枯草八钱　地龙二钱　女贞子五钱　大蓟根三钱　小蓟根三钱　苞谷穗子五钱　木贼草三钱

**用法：** 水煎服。

**宜昌县**


**方3：** 瓦松（阴阳瓦焙干）二两　鸡蛋一个

**用法：** 调匀用醋再炒为末，每次一钱。

**秭归县**

**234**

**方4：**生芹菜

**用法：**捣烂取汁加红糖冲服。

宜昌县

**方5：**地龙注射液（2毫升含地龙半克）

**用法：**肌肉注射，每次二毫升。治疗高血压腰扭伤疗效显著。

宜昌市中医院

**方6：**竹节草1两

**用法：**每次五钱泡水服，一日三次。

枝江县

**方7：**水芹菜二两　野菊花二两　灯心草二两

**用法：**全部鲜草煎服。

枝江县农兴公社

**235**

1949

新 中 国
地 方 中 草 药
文 献 研 究
(1949—1979年)

1979

方8：苞谷须　夏枯草各二两
用法：煎水服。

**长阳县毛坪公社**

方9：夏枯草　车前草
用法：夏枯草一斤，车前草半斤，水三斤，
　　　煎成一斤，加糖。每日三次，每次
　　　五钱。

**当阳县莲坪公社**

**236**

# 中　风

**方药：**紫背浮萍

**用法：**炼蜜为丸如梧桐子大，每服十丸，
　　　　适用于中风瘫痪，偏头风。

**长阳县**

237

1949

新　中　国
地 方 中 草 药
文 献 研 究
(1949—1979年)

1979

# 肾　　炎

**主症**：眼胞突然出现浮肿，继续肿至头面及下肢，尿短、少，色黄似茶，起病前往往有脓泡或咽喉疼痛等。

**方1**：田基黄　金钱草　上天梯（麦刁七）　女贞子

**用法**：水煎服。

当阳县

**方2**：丝芽草根二两

**用法**：水煎服，每日一剂。

当阳县

**方3**：三白草　鱼腥草

**用法**：各四钱干品，每日一剂。

当阳县莲坪公社

238

**方**4：过路黄一两　车前草一两　木通三
钱

**用法**：水煎服，一日三次。

**方**5：野菊花一两　拉拉藤一两　车前草
一两　海金砂藤一两　公英一两

**用法**：研细，每次二钱，一日三次，治疗
泌尿道感染。

**宜昌地区人民医院**

**方**6：杉树脂　通草　天丁　南瓜藤根
生石羔　茅草根

**用法**：煎水煮豆腐吃，治淋症浊症

**宜昌县杨家坪公社**

239

1949

新 中 国
地 方 中 草 药
文 献 研 究
(1949—1979年)

1979

# 小 便 不 利

**主症：**小腹胀痛，尿短色黄，或点滴不通。

**方1：**鲜车前草三两

**用法：**煎服，一日三次。

枝江县

**方2：**竹叶五钱　水竹草五钱　前仁一两

**用法：**水煎服，每日三次。

远安县

**方3：**田螺丝三个　麝香一分

**用法：**捣烂敷肚脐。

宜昌县

**方4：**白年藕（三白草）　瓦松　猪肉

**用法：**煨熟吃，对浊症也有效。

当阳县

240

# 淋　　病

**方1：** 金钱草　海金沙　十大功劳　花粉
　　　　茵陈　牛夕　扁蓄　木通　车前仁
　　　　份量酌情
**用法：** 煎水服，用于石淋。

宜昌县

**方2：** 鲜蒲公英二斤
**用法：** 煎水去渣熬羔，每次一汤匙，一日
　　　　三次，有消炎作用。

宜昌县

1949

新 中 国
地 方 中 草 药
文 献 研 究
(1949—1979年)

1979

# 尿　闭

**方药**：艾蒿叶一两　大蒜一两　食盐五两

**用法**：将艾叶大蒜同捣烂，把食盐炒热与
前药合匀敷脐部。

宜都县

242

# 尿崩、三消症

**方**1：大黄五钱　粉葛三钱　茵陈三钱
石羔五钱　胆草四钱　黄芩五钱
支子四钱

**用法**：水煎服（第一剂）

**方**2：陈皮二钱　只壳二钱　甘草二钱
大黄二钱　芒硝三钱　（第二剂）

**用法**：水煎服。

**方**3：只壳三钱　大黄五钱　炙甘草五钱
芒硝五钱（第三剂）

**用法**：水煎服。

注：三剂为一疗程，每剂服二
天服药同时每天用五两包谷须煎水
当茶饮，治疗时针刺三焦、中极、
鱼际，强刺，一天一次，连刺五天，还

243

1949

新 中 国
地 方 中 草 药
文 献 研 究
(1949—1979年)

1979

在治疗期间在金津穴玉液穴放血一次。

当阳县跑马公社

方4：桑螵蛸　党参　归身　龟板　茯神
　　　远志　兔丝子　伏盆子　龙骨
用法：水煎服，用于小便失禁。

宜昌县

244

# 急性尿潴留

**方药**：大田螺二个　食盐适量

**用法**：将田螺和食盐捣成糊，敷脐下关元穴。

**宜都县**

245

1949

新 中 国
地 方 中 草 药
文 献 研 究
(1949—1979年)

1979

# 糖 尿 病

**主症**：表现多尿、多喝水、多吃，体重减
轻，或尿中排糖。

**方药**：玉米须子三至八钱

**用法**：煎服。

当阳县

246

# 水肿和腹水

**方**1：地古牛

**用法**：每日二次，每次 7 个内服。

远安县

**方**2：甘遂一钱　公丁一钱　二丑二钱
　　　白术二钱

**用法**：研细用饭糊为丸(黄豆大)，每服二
　　　十丸，每晚服。忌盐，治肝硬化腹水。

秭归县

**方**3：木子树（乌柏）根皮

**用法**：炕干研细，每次 3 —— 4 钱治肝硬
　　　化腹水

宜昌县

**方**4：茶树根五两　麦冬一两

**用法**：煨肉吃，治肾性水肿。

宜昌市医联

247

1949

新 中 国
地 方 中 草 药
文 献 研 究
(1949—1979年)

1979

# 全身浮肿（虚肿）

**主症**：浮肿证治：水肿皮薄色泽，法宜利水消肿。气肿皮厚色苍，法宜理气利水。以手按病人皮肤凹陷不起，即是水肿，以手按之随手而起，即是气肿。总的来说，不外燥湿利水消肿。

**方1**：扣子七五钱　茵陈五钱　臭牡丹二两

**用法**：煮后过汤去渣加豆腐半斤再煎煮即成，一日二次，每次适量。用于营养不良性水肿。

**宜昌市**

**方2**：白桃花（单瓣）散剂五分至七分　蒸剂二钱至三钱

**用法**：研细末冲服或水煎服均可。治疗各

248

种水肿（心、肝、血吸虫引起的腹水）如腹泻二十次以上应停药一天，以后再服。虚弱者慎用。

宜昌卫校

**方3：** 别甲 毛风藤 臭草 松毛各一斤

**用法：** 用四十斤水煮，乘热用席围着蒸出汗，用毛巾搽干，隔日一次。

远安县

**方4：** 稀糖鸡屎（黑色）

**用法：** 炕面加酒服。

当阳县

**方5：** 母鸡一只（扭死去内脏）岩泽兰三钱 何首乌三钱 大麻草一两 铁扫帚四钱（又名铁马鞭、夜关门）

**用法：** 四味药放入鸡内用线缝紧放入瓷盒燉熟七天吃完，未服上药前服克蚂七细末五钱。

秭归县

249

1949
新 中 国
地 方 中 草 药
文 献 研 究
(1949—1979年)
1979

# 脾 肿 大

方药：别甲（醋炒）一两　青蒿（醋炒）一两　山渣炭一两　香附子（炒）一两

用法：研粉与红糖拌好用。

**当阳县跑马公社**

# 颜面神经麻痹

**方1：** 防风四钱　蜈蚣四条（去头足）

钩藤四钱　逍遥散（当归四钱　白

芍三钱　柴　胡三钱　白术三钱

甘草二钱　生姜三钱　薄荷二钱）

**用法：** 水煎服，一日三次

宜昌县

**方2：** 鲜生姜

**用法：** 捣烂贴患处，贴于患侧之对侧。

宜昌县

**方3：** 黎芦二钱　甘草一两

**用法：** 研细做成绿豆大的丸子，冷开水吞

服二至三粒或三至五粒（禁用酒热

服）随病情酌量加减，服药有呕吐

不要怕。

秭归县

251

1949

新　中　国
地方中草药
文　献　研　究
(1949—1979年)

1979

# 癫　痫

**方1**：榨蚕蛹（或家蚕蛹）三十四双　冰糖适量

**用法**：用冷水掺冰糖燉服，一次服下。发作时服效好。

长阳县　宜昌县双龙公社

**方2**：珠砂一两　郁金一两　明雄一两

**用法**：共为细末，用薄荷叶煎汤做丸为绿豆大，每次二十粒，每日二次，小儿减半，本方治癫痫病迷心窍。

远安县

**方3**：柴胡四钱　黄芩三钱　党参三钱
　　　法下三钱　生姜三钱　甘草二钱
　　　大枣四枚　龙骨六钱　牡力六钱

**用法**：水煎服。主治神经性癫痫。

宜昌地区

252

**方**4：马桑柯子根（胖婆娘根）鲜品二两（干品一两半。）

**用法**：煎服，每次药汁二两，一日三次，用于精神病初期狂躁型，服药约一小时即吐出痰涎，同时狂躁症状即可减轻。

**宜都县**

**方**5：郁金四两　雄黄一两三钱　明矾一两三钱　黄丹一两　猪心血三个

**用法**：将前四味药研为粉末，再与猪心血同捣，用米糊为丸，朱砂为衣，每日早晚服，一个月服完。

**宜都县**

**方**6：生南星　小麻草　桑寄生　双勾藤　克蚂七

**用法**：泡酒服。

**秭归县**

253

1949

新 中 国
地 方 中 草 药
文 献 研 究
(1949—1979年)

1979

# 神 经 衰 弱

**主症**：头晕、失眠、健忘、肾虚、腰痛。

**方1**：女贞子　红糖

**用法**：水煎去渣加糖煎成糊浆。

当阳县

**方2**：瓜米还阳一至二两　党参五钱　大
枣一两　续断一两　黄精五钱

**用法**：水煎服或研细掺糖做丸吞服治体
虚，神经衰弱。

五峰县

**方3**：五味子二两　酒一斤

**用法**：五味子放入酒内浸泡三天后，日服
二次，每次十毫升。

长阳县双坪公社

254

**方**4：夜交藤六钱　　夜合皮（合欢皮）六钱
　　　枣仁三钱
**用法**：煎服，三日量。日服二次。

长阳县水龙公社

255

1949

新 中 国
地方中草药
文 献 研 究
(1949—1979年)

1979

# 失　　眠

**方药：**臭梧桐树　合欢皮　夜交藤各四两
柏子仁二两
**用法：**细末为丸，每服二钱，一日三次。

**长阳县高家堰公社**

256

# 头　　痛

　　头痛是指头部整个疼痛，痛在两侧的叫做偏头痛。有疼在左边的，有疼在右边的，有疼在前额或痛在顶后的。在它的性质来说，有风热、风寒、风湿、气虚、血虚的不同。

## 一、风寒头痛

**主症**：怕冷、鼻流清涕、鼻塞声重。

**方药**：川芎　细辛　白芷

**用法**：各等份共研细末，每日三次，一次三钱，开水服。

### 秭归县兰林公社

257

1949

新　中　国
地 方 中 草 药
文　献　研　究
(1949—1979年)

1979

# 二、风湿头痛

**主症**：乍痛乍止，阵发性发作。

**方1**：白藓皮　红广椒蒂子

**用法**：煨淡猪肉吃。

**秭归县**

**方2**：鹅不食草

**用法**：研细末，用棉球粘药塞鼻（塞患侧对侧鼻）对感冒头痛也有效。适用于风湿头痛鼻塞。

**远安县**

**方3**：龙头七五钱　蔓荆子三钱　菊花三钱　川芎三钱　石决五钱　老官草三钱

**用法**：泡酒内服，用酒二斤，每次服三钱。

**秭归县**

258

# 三、偏头痛

**方1**：苦乔麦面二至四两　醋一两
**用法**：上药同炒热用布包紧，外蒸头部出
　　　汗为度。

**远安县**

**方2**：雄黄　细辛各等分
**用法**：研细，少许吹鼻，右痛吹左，左痛
　　　吹右，本方适用于偏头痛兼鼻塞。

**宜昌县**

**方3**：薄荷水0.3　硫磺1.0　川椒壳1.0
**用法**：研细用棉球包药末，左痛塞右鼻
　　　孔，右痛塞左鼻孔，正头痛塞双鼻
　　　孔，本方适用于偏正头痛鼻塞。

**远安县**

259

1949

新 中 国
地 方 中 草 药
文 献 研 究
(1949—1979年)

1979

**方**4：黄蜡　艾蒿　大蒜梗

**用法**：三药炒热无明火有烟，右痛蒸左
耳，左痛蒸右耳，本方适用于偏正
头痛薰蒸疗法。

**远安县**

## 四、风热头痛

**主症**：怕热、面赤、口渴、鼻干

**方药**：野菊花1—2两

**用法**：水煎服，适用于习惯性头痛。

**宜都县**

260

# 头　　晕

**方1**：乌鸡头（小贯众类似）

**用法**：加肉炖服。本方适用于血虚头晕。

### 长阳县双龙公社

**方2**：头顶一颗珠

**用法**：研细末。每天用鸡蛋三个，打在碗
内，加药粉二钱，捣拌后蒸熟吃，
一天一次，连服七天。本方适用于
血虚头晕。

### 秭归县

**方3**：天麻一两　乌鸡子一支

**用法**：炖煮，每日早晚各服一次，治眩晕，
本方适用于气虚头昏。

### 秭归县

261

1949

新 中 国
地 方 中 草 药
文 献 研 究
(1949—1979年)

1979

方4：冲天炮（珍珠香）　蜘蛛七（蜘蛛香）

用法：生用泡酒或水煎服，每次3—5钱。

**秭归县**


方5：三白草　首乌　晕春藤

用法：细末为丸，每服三钱，一日三次，适用于肾虚头晕。血虚头晕。

**长阳县高家堰公社**


方6：天麻四钱　头顶珠三钱　白芷四钱细辛二钱　小麻草四钱　冲天泡三钱

用法：上药共细末，成人一次一钱，日服二次。

**秭归县太平公社**

262

# 盗　　汗

**主症**：睡眠后就流汗叫盗汗。

**方**1：糯谷儿子（再生稻）二两　浮小麦
　　　　一两

**用法**：水煎服。

宜昌县

**方**2：枣仁三钱　党参三钱　茯神三钱

**用法**：研细，每次三钱用米汤吞服，一日
　　　　三次，主治失眠。

当阳县

**263**

1949

新 中 国
地 方 中 草 药
文 献 研 究
(1949—1979年)

1979

# 呕　　吐

**方1：** 鲜芦根一两　生石羔一两

**用法：** 水煎服适用于胃热呕吐。

**当阳县**

**方2：** 法下五钱　生姜四钱　伏龙肝四钱

**用法：** 水煎服适用于停痰呕吐。

**宜昌县**

**方3：** 陈砖头一块

**用法：** 烧红放入厕所里浸冷，然后取出用清洁冷水煎服。适用妊娠呕吐不止。

**远安县**

264

方4：山渣—两　乌梅—两　红糖
用法：水煎服适用于过食油腻消化不良的
　　　呕吐

### 长阳县两坪公社

方5：全虫二分　丁香一钱　姜半夏一钱
用法：水煎服或研细为丸服，适用于痉挛
　　　性呕吐。

### 五峰县板桥冲公社

方6：伏龙肝二两　炮姜二钱
用法：水煎服适用于寒性呕吐，止吐效果
　　　强。

### 宜昌县

**265**

1949

新 中 国
地 方 中 草 药
文 献 研 究
(1949—1979年)

1979

# 腹　　胀

**方 1**：土狗子三个

**用法**：土狗子放碗内开水泡半小时兑糖吞
服。

**秭归县**

**方 2**：搜山虎（又名蛤蟆七）半两至一两

**用法**：研细掺白糖温开水一次服，二十四
小时消肿，治浮肿，腹胀。

**秭归县**

**方 3**：石蒜

**用法**：捣烂贴涌泉、神阙（肚脐）　消腹
水好。

**远安县**

266

# 便 秘

**主症：** 便秘是大便秘结不通。或因患热性
急病，或老年人胃肠失于濡养，都
能导致胃液耗消，肠部津燥，大便
秘结不通。

**方1：** 蜂糖 香油各一两
**用法：** 一次口服，适用于习惯性便秘。

**宜都县燎原公社**


**方2：** 麻油一两
**用法：** 口服即通，适用于老人虚秘。

**当阳县**


**方3：** 熟大黄六钱 芒硝六钱 炙甘草三
钱

267

1949

新 中 国
地 方 中 草 药
文 献 研 究
(1949—1979年)

1979

**用法**：水煎服。适用于胃热便秘或者下利
　　　谵语。

**当阳县**

**方4**：蜣螂数个
**用法**：大便不通用上半截，小便不通用下
　　　半截，大小便不通全用，开水泡服。
　　　适用于胃肠道积滞大小便不通。

**秭归县桑坪公社**

268

# 大便下血

**方**1：地榆　槐花　苦参各等量
**用法**：细末，水泛为丸或蜂糖为丸，每次
　　　　二钱，一日三次。

长阳县

**方**2：土萝卜根（大力子根）
**用法**：煮肉吃。

当阳县

**方**3：棉花开的红花七朵
**用法**：煎水服。

当阳县

**方**4：臭椿树根皮（去粗皮）苦荞面各一

269

1949

新 中 国
地 方 中 草 药
文 献 研 究
(1949—1979年)

1979

斤

**用法：**研粉作丸如黄豆大，每服9—10
丸，一日二次糖水送下。

**秭归县**

**方5：**当归一两　炒地榆四钱　槐花三钱

**用法：**煎服，虚者加黄耆一两。

**当阳县**

270

# 贫　　血

**方药：**鱼腥草一斤　　猪肉一斤

**用法：**煮熟服。

秭归县

271

1949
新 中 国
地 方 中 草 药
文 献 研 究
(1949—1979年)
1979

# 中 暑

**主症**：中暑是炎天暑热奔走劳动，忽然昏倒，不省人事。

**方1**：大蒜

**用法**：捣烂取汁温开水灌服或将汁滴入鼻內。

宜昌县

**方2**：鲜芦根一把　生石羔一两

**用法**：水煎服。

当阳县

**方3**：山渣五钱　乌梅五钱　白糖五钱

**用法**：加水十斤，煎开待凉后当茶饮，用于预防中暑。

宜昌县

272

**方**4：滑石六钱　甘草一钱
**用法**：泡开水当茶饮。

**宜昌市**

**方**5：鸭跖草
**用法**：制成糖浆，每毫升含四克生药，每次三十毫升，每日三次。治高热咽喉肿痛。

**宜昌市第一人民医院**

**方**6：地龙
**用法**：将地龙制成注射液，每毫升含地龙二克，肌肉注射，每次二毫升。

**宜昌市第一人民医院**

273

1949

新 中 国
地 方 中 草 药
文 献 研 究
(1949—1979年)

1979

# 食物、药物中毒解救

**方1**：土豆五个生的咬食之

**神农架林区**

**方2**：松树细皮　杉树细皮　黄土　灶心土

**用法**：二土泡水，取清液加松树皮、杉树皮水煎服。

**五峰县**

**方3**：鸡蛋一个　香油一匙

**用法**：将蛋清和香油调匀顿服，服后上吐下泻。本方亦用于农药中毒。

**长阳县青岗坪公社**

**方4**：录豆浆　甘草水

**用法**：混合口服，用于中药中毒等。

**秭归县**

274

# 妇 产 科

· 白 页 ·

# 月 经 不 调

**主症**：月经不对月，时先时后。

**方1**：益母草　制香附　桃仁　地榆炭

**用法**：细末，水泛为丸，每服三钱，一日
三次。主治月经先后不定期。

　　　　　　长阳县花桥公社

**方2**：巴蕉树根一斤　猪肉一斤

**用法**：同煮内服。

　　　　　　秭归县太平公社

**主症**：月经提前，色鲜红量多，或口干便
秘、心烦。

**方1**：丹参二两　精肉四两

**用法**：煨烂吃，一天一服，连吃四天，一

1949

新　中　国
地 方 中 草 药
文 献 研 究
(1949—1979年)

1979

日三次，空腹服，忌房事。

当阳县

方2：牛夕　茜草　香夫　对月草各五钱
用法：水煎服。

当阳县

主症：月经退后，量少、腹痛、畏寒，血色暗淡或有瘀块。
方1：益母草　2—3斤
用法：浓煎成膏，先期加黄芩、丹参，后期加肉桂、熟附片。

秭归县太平公社

方2：牛夕　小回　姜炭　胡椒各等分
用法：水煎服。

当阳县

276

# 痛　　经

## （分血瘀、气滞、血虚有寒三种）

**血瘀痛经的主症**：经前或经期下腹疼痛厉
　　　害,拒按,血量少、色暗红或有瘀块。

**方 1**：活血草一两　对月草一两　益母草
　　　一两　青木香五钱　马蹄香一钱
　　　白莲藕八钱　乌金草八分　炮姜
　　　生石羔五钱

**用法**：水煎服。

远安县

**方 2**：生熟地榆各一两　五灵脂五钱　桃
　　　仁三钱

**用法**：水煎服。

五峰县

**气滞痛经的主症**：经前或经期下腹胀满而

277

1949

新 中 国
地方中草药
文 献 研 究
(1949—1979年)

1979

微痛，有时疼痛牵连两胁，经量不多。

方1：五灵脂　木通　白芷各五钱　元寸五厘

用法：研末，一日二次，每次二钱。

**当阳县**

方2：乌药二钱　制香附三钱　玄胡二钱香草根（遥消竹）二钱

用法：水煎服。一日二次。

**枝江县**

**血虚有寒痛经的主症：**月经过后下腹疼痛，热敷或手按能缓解疼痛。

方1：血当归（菊叶三七）一两　生姜一两　羊肉半斤

用法：煨服。

**枝江县**

方2：白芍五钱　甘草三钱

用法：水煎服。一日三次。

**五峰县**

278

# 闭　　经

**主症：** 月经数月不来，又非怀孕，两胁或
下腹胀痛，有的四肢不温，下腹冷
痛。

**方1：** 对月草　活血丹（活血莲）　天仙
藤　月红花　赤芍　白芍　当归
丹皮各3—4钱

**用法：** 取糯米糟水熬煎服，一日三次，一
剂共服七天。

远安县

**方2：** 鲜丹参一两　益母草一两

**用法：** 水煎服，一日三次，连服三天。

枝江县

1949

新　中　国
地 方 中 草 药
文 献 研 究
(1949—1979年)

1979

# 白　　带

## 一、

**主症**：阴道常流白色粘液，清淡稀薄象米汤、鼻涕，头昏腰酸，肢体乏力，小便清长。

**方 1**：八月炸（五叶木通）根皮四两　泡桐树根皮四两

**用法**：将上药切细，用肥猪肉半斤与药同煨（不放盐），以煨烂为度，喝汤吃肉。一日二次，早晚服，一付药共服两天。本方亦治红崩。

**当阳县跑马公社**

**方 2**：文蛤一两　玄胡五钱　肉桂五钱

280

**用法**：共细末，每次二钱，酒送下，一日
三次。

### 兴山县高华公社

**方3**：八月炸根五钱　白莲藕一两　白木
槿花一两

**用法**：用2斤水煎成1斤，每次服80毫升。

### 当阳县双龙公社

**方4**：茯苓二钱　白术三钱　党参二钱
沙参二钱　锁阳三钱　丹参二钱
牡蛎二钱　山药二钱　红鸡冠花三
钱

**用法**：水煎服。

### 宜昌市伤科三所

**方5**：荆芥三钱　防风三钱　白术三钱
金樱子四钱　茯苓三钱　八月炸三

281

1949

新 中 国
地 方 中 草 药
文 献 研 究
(1949—1979年)

1979

钱　鸡冠花三钱

**用法**：水煎服。

**宜昌市伤科三所**

**方6**：益母草　贯众炭　丹参　泡桐树根
皮各等量。

**用法**：细末水泛为丸，每服二钱，一日三
次，适用于白带兼有红崩者。

**宜昌县高家堰公社**

**方7**：金樱子根

**用法**：细末，水泛为丸，每服三钱，一日
三次，或用根四两燉肉吃。

**长阳县花桥公社**

**枝江县石岭公社**

**方8**：红白鸡冠花2两

**用法**：水煎服。

**枝江县长江公社**

282

**方**9：三白草根　猪油

**用法**：细末，每次用猪油一两，药四钱内
　　　服，每晚一次。

### 长阳县晓麻溪公社

## 二、

**主症**：白带腥臭，兼有黄色，或有阴痒。

**方**1：白节藕　白头翁　茵陈　前草各五
　　　钱

**用法**：水煎，日三服，连服一周。

### 长阳县西寺坪公社

**方**2：鲜车前草一斤

**用法**：水煎服，一天三次。

### 当阳县

**方**3：枯凡五钱　杏仁五钱　蛇床子五钱
　　　苍术五钱　雄黄二钱

**283**

1949

新　中　国
地方中草药
文　献　研　究
(1949—1979年)

1979

**用法：** 共研极细末，用适量蜂糖调匀作药锭，每粒重二钱，用绸包好，丝线扎好，（留线头6－9寸长）先将阴道洗净，把药锭塞入阴道，线头留外，三日一换，5－7次即愈。

**宜昌县**

**方4：** 贯众二两　金银花一两　蒲公英一两　黄柏五钱

**用法：** 水煎服，一日二次，每剂可连服二日。主治宫颈炎，急慢性盆腔炎。

**宜都县枝城镇**

284

# 红　　崩

## 一、

**主症**：妇女阴道大量出血或出血不止，色
　　　深红，心烦口干。

**方1**：仙鹤草一两　地榆炭一两　泥鳅串
　　　一两　陈棕炭七钱　荷叶七钱

**用法**：晒干细末，水泛为丸，每服三钱，
　　　一日三次。

**秭归县**

**方2**：当归五钱　生地五钱　地于炭一两
　　　枝子炭一两

**用法**：水煎服，一日三次。艾灸阮白穴。

**枝江县新闸公社**

1949

新　中　国
地方中草药
文　献　研　究
(1949—1979年)

1979

方3：　凤尾草　侧柏叶　艾叶
用法：炒炭研细末，每次服2—4钱。

　　　　　　　　　　　　　宜昌县

方4：　地榆四两　黄金子二两
用法：炒后煎服。

　　　　　　　　　　　　　五峰县

方5：　陈蒲扇炭　棕榈炭
用法：兑童尿开水冲服。

　　　　　　　　　　　　　秭归县

## 二、

主症：妇女阴道大量出血或断断续续长期
　　　不净，血色淡红，神疲肢软。
方1：　炒棉籽三份　炒侧柏叶一份
用法：研细加红糖，猪油调服。一日二次。
　　　每次1—2汤匙。

　　　　　　　　　　枝江县安全公社

286

方2：棕树籽一两

用法：煎水加红糖服。

### 秭归县太平公社

方3：红白鸡冠花各一两 百茶花（阳雀
花）一两 白菊花一两 甘露一两
棕树心五钱 肥猪肉一斤

用法：渗药煮熟食之。

### 远安县

方4：无根藤

用法：研末，白糖冲服。

### 兴山县

方5：贯众炭8钱 三七粉2钱 精肉4两

用法：前二药燉精肉顿服，两天一次。

### 枝江县新场区

方6：红鸡冠花一两 魔芋花五钱 红花
三钱 陈棕炭一两 巴焦树莵子二
两 肥猪肉一斤

用法：煮药食，连服三剂。

### 远安县

287

1949

新 中 国
地 方 中 草 药
文 献 研 究
(1949—1979年)

1979

方7：棕树子二两

用法：水煎服。用于产后经血不回渐成崩漏。

### 秭归县太平公社

方8：百草霜五两　侧柏炭一斤　棕炭一斤　艾叶炭五两

用法：做丸，每次服二钱，一日三次，连服二日。主治月经过多，子宫功能性出血。

### 宜都县燎原公社

方9：岩白菜　红白糖　猪心肺

用法：水煎服。红崩用红糖,白带用白糖。

### 兴山县

方10：鲜燕子花二两（干品一两）

用法：燉猪肉（最好为坐墩肉）吃，可放糖。红崩吃红花，白带吃白花。

### 秭归县

288

# 子宫脱垂

**主症：** 子宫下垂，小腹和阴部有坠胀感，劳累则加剧，严重时子宫脱出阴道口外。

**方1：** 黑鱼头（白前）一两 山茄五钱 土牛夕一两 山药一两 铁菱角二两 毛木香一两 土大黄五钱 桔梗一两 沙参一两 花粉一两

**用法：** 水煎服，日服两次，连服两日。重者服至病愈为止。

**枝江县仙女公社**

**方2：** 篦麻仁 鸡蛋 棉油

**用法：** 棉油炸鸡蛋，每蛋内放篦麻一粒，

289

1949

新 中 国
地 方 中 草 药
文 献 研 究
(1949—1979年)

1979

一日一次内服。

**枝江县沿江公社**

方3：黄芪一两　升麻一两　益母草四钱
　　　只壳四钱　贯头尖三钱
**用法**：水煎服，一日三次。

**远安县**

290

# 阴 道 滴 虫 病

**主症**：妇女阴道奇痒，常有白带症状，镜
检发现滴虫。

**方**1：樱桃树叶（或桃树叶）一斤

**用法**：煎水坐浴。同时用棉球（用线扎
好）蘸汁水塞阴道内，每日换一
次，半月即愈。亦可做成栓剂直接
放入阴道。

五峰县防治队

**方**2：鸡肝一具　雄黄三钱　水银三分
滑石二钱　炉甘石二钱

**用法**：共研细末，再与鸡肝共捣烂，用纱
布包好放入阴道，一日换一次。

宜昌县罗家畈公社

291

1949

新 中 国
地 方 中 草 药
文 献 研 究
(1949—1979年)

1979

方 3 ：猪肝一叶　麻油适量
用法：猪肝同麻油调，放阴道。

**当阳县**

方 4 ：生枝子　胆草　黄芩各六钱
用法：水煎服，一日三次。

**枝江县善窑公社**

方 5 ：蛇床子二两　土花椒一两
用法：煎水熏洗，分二次。

**枝江县善窑公社**

方 6 ：槐树叶一把　火葱 2 — 4 根　甘草
三钱
用法：煎水，先蒸后洗 1 — 2 次即愈。

**枝江县安全公社**

方 7 ：百部一两　蛇床子适量

292

**用法**：捣成糊状用纱布包好放入子宫颈处，每日一次，共七天。

### 宜昌县白年公社

**方8**：苦参　紫草　黄柏
**用法**：研成细末。

### 宜昌县三涧溪公社

293

1949

新 中 国
地 方 中 草 药
文 献 研 究
(1949—1979年)

1979

# 外 阴 搔 痒

**主症**：妇女阴部搔痒厉害，坐卧不安，甚则抓破流黄水，经久不愈。

**方1**：内服：枝子三钱　黄芩三钱　柴胡二钱　当归三钱　生地四钱车前仁三钱　泽泻三钱　通草二钱　甘草一钱　胆草二钱

水煎服。

外敷：炒蚯蚓屎六钱　炒黄柏三钱儿茶三钱　炒白薇三钱　冰片一钱　海螵蛸三钱

**用法**：研细末，兑5—10%浓度的硼酸拌匀或用菜油调患处。先用硼酸粉开水泡（成2—4%的浓度）、待冷

294

后洗患处后再搽药。小儿按上述药
量减2/3。

### 宜昌县

方2：明矾五钱　花椒五钱　蛇床子一两
用法：水煎服。

### 秭归县磨坪公社

方3：枫橡树皮　半斤
用法：水煎洗外阴，一日数次。

方4：臭蒲草根　艾叶　癞蛤蟆草
用法：煎水热熏三、四次。

### 当阳县

方5：苦参根　四两
用法：煎水熏洗。

### 当阳县

方6：八月炸壳　6个
用法：煎水洗。

### 秭归县太平公社

295

1949
新 中 国
地 方 中 草 药
文 献 研 究
(1949—1979年)
1979

# 妊 娠 呕 吐

**主症**：孕妇恶心呕吐，胃口不好，喜酸味，厌油腻食物。

**方1**：芦根二两　竹茹一两　生姜五钱

**用法**：水煎服。

当阳县

**方2**：乌梅一个

**用法**：含口内将涎徐徐咽下（乌梅不咽下）。亦治胆道蛔虫病呕吐。

枝江县

**方3**：砂仁一颗

**用法**：口嚼食之。

当阳县

296

# 引 产 方

**方药**：土牛夕根（主根）3—4寸长

**用法**：洗净剥皮、消毒，将根上入子宫腔内1—2寸，超过内口。

**附注**：①药物应注意消毒　②用药后有的人有发烧，但血象不高，需对症处理。③用药后最快的经四小时胎儿可下，慢的达四天左右。

**疗效**：对四至八个月孕妇引产，有良好效果。

宜昌市

**297**

1949

新 中 国
地 方 中 草 药
文 献 研 究
(1949—1979年)

1979

# 产 后 腹 痛
## （俗称血气痛）

**主症**：产后小腹痛，拒按，恶露不尽。

**方1**：蛇参五钱　当归一两　血三七（菊叶三七）一两　活血七（活血莲）一两

**用法**：研粉内服，每次1—2钱

**远安县望家公社**

**方2**：血当归（菊叶三七）五钱

**用法**：用半杯酒煎服。

**宜都县永安公社**

**方3**：活血莲　破血子　花血藤（大血藤）　紫金沙　血三七

298

**用法**：水煎服。

**秭归县太平公社**

**方4**：煤炭一块（2—3两）　鸡血藤1两
**用法**：煤炭烧红，同鸡血藤一起煎水兑酒
　　　　服。

**远安县**

**方5**：茜草根一钱　小茴香根一钱　绊根
　　　　草根三钱　红糖少许
**用法**：水煎服。

**秭归县**

**方6**：大血藤一两　小血藤四钱　益母草
　　　　一两
**用法**：水煎服。

**秭归县**

**299**

1949

新　中　国
地 方 中 草 药
文 献 研 究
(1949—1979年)

1979

方7：当归三钱　川芎二钱　炮姜三钱
　　　桃仁四钱　甘草一钱
用法：水煎服。一日二次，恶露还不净则
　　　继服一剂。

**宜昌市　枝江县**


方8：尔没　血竭
用法：研末，每服一至二钱

**宜都县永园公社**


**300**

# 产后胞衣不下

**方1：** 干豇豆壳　一两

**用法：** 水煎服。在一小时后胎衣自下。

**宜昌县**

**方2：** 黄实叶（鸡头包叶）一张

**用法：** 切碎水煎服。

**枝江县**

**方3：** 蓖麻1粒　巴豆2粒　元寸1分

**用法：** 共研末，敷肚脐、足心。

**枝江县**

1949

新 中 国
地 方 中 草 药
文 献 研 究
(1949—1979年)

1979

# 催　乳

**主症：**产后乳汁不下或乳汁很少。

**方1：**饴糖半斤　豇豆一斤

**用法：**先将豇豆煮熟，再加饴糖炖服后微汗，分二次服完。

**当阳县新店公社**

**方2：**鲤鱼（或鲫鱼）　黑芝麻

**用法：**水煎服，吃鱼喝水。

**当阳县**

**方3：**蚯蚓（韭菜地里的）十三条　雄黄五厘　当归五分

**用法：**煮丐条吃

**宜昌市医联**

302

**方4**：黄花一两　甲珠五钱　王不留行五
　　　钱
**用法**：煮肉吃。

**枝江县**

303

1949

新 中 国
地 方 中 草 药
文 献 研 究
(1949—1979年)

1979

# 回　乳

**方药**：大麦芽 1—4 两
**用法**：微炒后煎水服。

当阳县

304

# 避　　孕

**方1**：克蚂七　又名搜山虎八钱至一两

**用法**：炖肉服。于经前、后第2—3天各
服一次。用药一个周期可避孕一
年，二个周期可避孕三年，三个周
期可绝育。

**注意事项**：炖肉忌用金属器皿，不放佐
料，可放糖，服药后有咽喉、
胸中灼热感，忌饮冷水，可喝
温糖开水。月经不调者无效。

**枝江县仙女公社**

**方2**：生录豆

**用法**：按妇女年龄算，一岁一粒，在月经
来时第二天服，咬乱用白酒服，每

305

1949

新　中　国
地 方 中 草 药
文 献 研 究
(1949—1979年)

1979

次月经照常服之。

**远安县花林区**

**方** 3：当归五钱　白芍五钱　生地五钱
　　　　川芎三钱　生云台子(蜡菜子)五钱
**用法**：煎服。每逢月经期服，一日一剂，
　　　　连服三日，连服三个月经期。

**远安县**

306

# 绝　　育

**方1：** 阔叶十大功劳（又名老鼠子刺）二两

**用法：** 水煎服，一剂分七次服完。月经干净后开始服，每月一剂，连服三个月。产后半个月服，连服二剂，共十四天。

秭归县

**方2：** 夜关门（铁扫帚）　蛇参（马兜铃）紫花地丁（犁头草）　柴鸡腿（翻白草）分经草（瓜子金）　刺牡丹（月月红）臭牡丹　白头翁　蛇泡果子（蛇莓）　毛木香（绵毛马兜铃）　黄荆，又名土常山　气型泡雾子（桑寄生）

307

1949

新 中 国
地 方 中 草 药
文 献 研 究
(1949—1979年)

1979

均用鲜草根　各3—5钱

用法：同猪肉半斤炖好后，再加冰糖或白
糖半斤，经前或经后服之。
服药时禁食雄鸡、鲤鱼。

**当阳县紫盖公社**

方3：生云台子（腊菜子）　蝙蝠3支

用法：用阴阳瓦烘干细末，用酒冲服，月
经来的第二天开始服，一日三次，
每次一钱，共服三个月经期。

**远安县**

308

# 小 儿 科

1949

新 中 国
地 方 中 草 药
文 献 研 究

(1949—1979年)

1979

· 白 页 ·

# 控 制 炎 症

**主症**：炎症的局部特点有红、肿、痛、热、功能障碍。

**方药**：海金沙　野菊花　二花各一斤

**用法**：煎成一千五百毫升，婴幼儿十五到二十毫升。学龄前儿童二十五到三十毫升，学龄儿童三十毫升。一日三次。

宜昌地区人民医院

309

1949

新 中 国
地 方 中 草 药
文 献 研 究
(1949—1979年)

1979

# 小 儿 咳 嗽

**主症：** 干咳无痰或者咳吐少量黄痰，口渴、嗓子痛等。

**方1：** 香油3—5钱

**用法：** 开水冲服。

当阳县新店公社

**方2：** 杏仁五钱　红糖

**用法：** 一日三次。上剂量分六次服。

宜昌县天台公社

310

# 小 儿 呕 吐

**主症**：不思乳食，呕吐不消化食物和粘涎。

**方1**：茅草花7个　人乳　炮姜适量

**用法**：上药炒成焦黄色，水煎服。一日三至四次。

远安县

**方2**：锯木树叶二钱　红辣椒草一钱

**用法**：同炒黄色，用开水冲伏龙肝澄清液，煎上药。四至五次即愈。

远安县

1949

新 中 国
地 方 中 草 药
文 献 研 究
(1949—1979年)

1979

# 小 儿 肺 炎

**主症**：发热，咳嗽，气急鼻煽，口唇和指甲发紫。严重的有抽风、昏迷现象。

**方1**：鱼腥草　野菊花　二花各一斤　南天竹半斤。

**用法**：煎成一千五百毫升。婴幼儿十五毫升一次。学龄前儿童二十至二十五毫升一次。学龄儿童三十至三十五毫升一次。一日三次。配合鱼腥草注射液。

宜昌地区人民医院

**方2**：麻黄一至三钱　杏仁二至三钱　石膏三至六钱　甘草一至二钱　二花五至九钱　连翘三钱　牛子二至九

312

钱

**用法**：水煎服。主治哮喘型肺炎。

宜昌地区人民医院

**方3**：竹叶草（又名鸭跖草）一两

**用法**：水煎服。

秭归县太坪公社

313

1949

新 中 国
地 方 中 草 药
文 献 研 究
(1949—1979年)

1979

# 急 惊 风

**主症**：高烧神昏，两眼上翻或直视，牙关紧闭，喉中有痰声，颈项强直，手足抽筋。

**方1**：麻黄　中黄　黄连各一钱

**用法**：酒炒三次后水煎服一日三次。

**兴山县双堰公社**

**方2**：黄荆沥　水竹沥　生姜汁（少许）

**用法**：将新鲜黄荆条及水竹均截成二尺长，劈开以砖两块对立，架水竹，黄荆条于其上，中间烧火灸之，两端以碗承取其沥。

热甚用竹沥，寒甚用荆沥，二汁同功，并以姜汁助送。病重者口服4—5次，每次2—4匙，加姜汁

**314**

少许，病轻者每日服三次，每次
2—3匙。

### 宜昌县三洞溪公社

方3：石仙桃　连钱草各三钱

用法：水煎服。

### 宜昌市医联

方4：黄牛鼻箭一支（牛鼻栓）

用法：将牛鼻箭抽出洗水煎服。

### 当阳县跑马公社

方5：蚯蚓一条

用法：洗净捣如泥敷涌泉穴位一小时内退
热。

### 枝江县问安公社

方6：雄黄　蚯蚓

用法：焙干研末，用薄荷煎水服。

### 当阳县

**315**

1949

新 中 国
地 方 中 草 药
文 献 研 究
(1949—1979年)

1979

# 盘 肠 气 痛

**主症**：突发腹部绞痛，曲腰啼叫为特征。

**方1**：九龙盘

**用法**：水煎服。三个月以内婴儿用一钱，半岁以上的婴儿用二钱。

秭归县太坪公社

**方2**：陈木姜（沉茄子）二钱 萝卜子三钱

**用法**：煎水服。

宜昌县

**方3**：旱草龙一个（陈旧草帽顶心）

**用法**：烧灰研细，一次开水送下。

宜昌县

316

**方4：**蛇参五钱　乌金七两　双丁一两

**用法：**研粉每次五分至一钱，适用于小儿
肚疼，高烧，抽风。

**远安县望家公社**

**317**

1949
新 中 国
地 方 中 草 药
文 献 研 究
(1949—1979年)
1979

# 小儿消化不良

**主症**：呕吐乳汁，不吃奶，不想吃饭，低
烧，腹胀，屙不消化的大便，吵闹
不安。

**方1**：陈皮　鸡蛋壳

**用法**：研粉内服，每次一钱，一天三次。

当阳县双龙公社

**方2**：山楂一两　麦芽一两　神曲一两

**用法**：炒焦研末，冲服。每次一钱。

当阳县

**方3**：车前仁一两　炒粘米一两

**用法**：水煎服，治消化不良引起的腹泻。

当阳县

318

**方4**：石榴皮

**用法**：水煎服。治消化不良引起的腹泻。

当阳县

**方5**：二丑（牵牛子）

**用法**：研粉，每次3－5分。

宜昌市医联

**方6**：炒山楂五钱　炒麦芽三钱　青木香
三钱　土大黄二钱　苏叶二钱

**用法**：水煎服。治消化不良引起的腹痛。

宜昌县

**方7**：蜂窝草一两

**用法**：泡水喝。

长阳县青岗坪公社

**方8**：隔山消三钱

319

1949
新 中 国
地 方 中 草 药
文 献 研 究
(1949—1979年)
1979

用法：水煎服或粉末服五分。

**宜昌市医联**


方9：丝瓜叶

用法：捣烂取汁加红糖服。

**宜都县**


方10：黄牛屎（鲜）

用法：温开水冲泡，澄清后，饮用清汁。

**宜都县**


320

# 小 儿 痢 疾

**主症**：屙红白冻子，次数多，肚子痛，坠
　　　胀。
**方药**：鲜苹果　茶叶
**用法**：苹果去皮捣烂对茶服。

　　　　　　神龙架林区

**321**

1949

新 中 国
地 方 中 草 药
文 献 研 究
(1949—1979年)

1979

# 小 儿 肾 炎

**主症：**小便短少甚至如茶色，头面浮肿渐及全身等。

**方1：**鸭跖草　车前草　海金沙各一斤

**用法：**煎水成一千五百毫升，学龄前儿童五十毫升一次，一日三次，学龄儿童五十毫升一次，一日四次，主治小儿急性肾炎。

**宜昌地区人民医院**

**方2：**小青草（六角草）

**用法：**制成糖浆剂，每毫升含生药二克，一日三次，每次十毫升。主治小儿肾炎，感冒发烧，咽喉肿痛等。

**宜昌市第一人民医院**

**322**

# 脐 风（新生儿破伤风）

**主症：** 唇青口撮，牙关紧闭，甚则四肢抽
搐，角弓反张等。

**方1：** 蜈蚣一条　全蝎一个　青黛五分
胆草三分　尖贝五分　白芍一钱
甘草一分

**用法：** 用铁磨水煎药出汁，日服六次，每
次二毫升。小儿在危急阶段，先针
刺十宣穴。

### 长阳县龙潭坪公社

**方2：** 朱砂一钱　白芍一钱　钩藤一钱
蜈蚣去头三条　射香一分　地龙一
钱　全虫一钱

**用法：** 水煎浓汁，小儿哭时灌之，每次适
量。

### 宜昌县

323

1949

新　中　国
地 方 中 草 药
文　献　研　究
(1949—1979年)

1979

# 小 儿 疳 积

**主症**：身体消瘦，腹部胀大，青筋暴露，喜食焦香食物或土渣、生米等异物，挖鼻拭眼咬牙，有的还拌有潮烧，屙不消化的大便，头发枯黄稀疏。

**方1**：草决明三钱　黄鸡母肝一具

**用法**：草决明晒干（不能用火炒）研细过筛，鸡肝去胆，不洗，捣烂共拌匀蒸熟服之。病重者吃3—4个鸡肝，轻者吃2--3个。腹胀加芜于二钱，腹大加鸡内金。

**宜昌县**

**方2**：光条四两　鸡内金五钱　脾虚寒加附片五钱

**用法**：研细末。六岁小儿的十天量。一日

324

三次

## 宜昌县

方3：叶下珠一斤　使君一两　蜂糖

用法：早晚空服

## 长阳县郑家榜公社

方4：石决明一两　海螵蛸一两　甘石一
　　　两　滑石一两　雄黄一两　朱砂五
　　　钱　冰片三分

用法：研细末用猪肝、鸡肝蒸 此 药 服 药
　　　汤。

## 宜昌市医联

方5：支子三钱　皮硝三钱　杏仁三钱
　　　分葱三支　米酒

用法：细末米酒调敷肚脐，鸠尾两处，一
　　　天换药一次， 1 — 2 次痊愈。

## 宜都县

325

1949

新 中 国
地 方 中 草 药
文 献 研 究
(1949—1979年)

1979

# 小 儿 夜 盲

**主症**：傍晚看不见东西。

**方1**：鸡肝

**用法**：炒枯，研细末，拌饭服。冷开水或酒送服亦可。

秭归县三女公社

**方2**：猪肝（或羊肝）一两　百草霜三钱

**用法**：同炒服之（不放盐）

宜昌市医联

326

# 小儿麻痹症

**主症**：先见发热；然后出现肢体痿软，肌
肉驰缓和萎缩；出现下肢一侧或双
侧瘫痪。

**方1**：秦艽三钱　升麻二钱　葛根五钱
白芷五钱　玄参四钱　防风三钱
勾藤五钱　苡仁一两　黄连一钱五
分　黄芩四钱　甘草二钱　寄生六
钱

**用法**：上药加水二碗煎至半碗，每隔一小
时服一匙。主治发热、烦燥、恶心、
颈项强直等初起症状。

宜昌县

**方2**：生石膏六钱　葛根四钱　二花四钱

327

1949

新　中　国
地方中草药
文　献　研　究
(1949—1979年)

1979

菊花四钱　甘草二钱　黄芩三钱
黄连一钱五分　全虫一钱　蜈蚣一
钱

用法：煎水服，一日三次，主治初起头
痛、发烧、腹痛、呕吐。全身不舒
服等症。

　　　　　　　　　　宜昌县


方3：虎潜丸一钱　黄芪二钱　骨碎补一
钱五分　生姜少许

用法：后三味煎水吞虎潜丸。一日一剂，
一剂分三次服。每天用梅花针雀啄
患肢二十分钟，坚持数月。主治小
儿麻痹症后遗症下肢瘫痪。刚瘫时
（六、七天）用手掐上髎、次髎穴
疗效好。

　　　　　　　宜昌县　枝江县


328

方4：二花三钱　连翘三钱　桔梗一钱五
　　分　薄荷一钱　竺叶一钱　大力一
　　钱　芦根二钱　板兰根二钱　玄参
　　三钱　甘草一钱　丝瓜络四钱
用法：水煎服。主治初起头痛、发烧、倦
　　怠、咽喉痛症状似感冒者。

宜昌县

**329**

1949

新 中 国
地 方 中 草 药
文 献 研 究
(1949—1979年)

1979

# 小 儿 夜 啼

**主症**：小儿每到夜晚特别吵闹不安。食欲
减退，身体逐渐消瘦。

**方**1：广香二钱　香附二钱　土别一钱
木通一钱　虫衣一钱

**用法**：煎水服。

**兴山峡口公社**

**方**2：乌鸦子藤

**用法**：砍断乌鸦子藤，用碗接水内服。1
—2汤匙，一日三次。

**远安县**

**方**3：灯芯草

**用法**：烧成灰，将灰揸至奶头上，小儿吸

330

奶时徐徐咽下。

**远安县**

方4：合欢皮三钱

**用法**：烧灰分三次服，一天量。

**宜昌市医联**

**331**

1949

新 中 国
地方中草药
文 献 研 究
(1949—1979年)

1979

# 夜 尿 症

**方药：**党参三钱　白术三钱　天台三钱

光条三钱　益智三钱　肉桂三钱

附片三钱　兔丝四钱　干姜一钱

甘草一钱

**用法：**水煎服。服 3 — 5 剂。

**秭归县**

332

# 小 儿 脱 肛

**主症：** 直肠粘膜层或整个直肠壁脱出肛门
之外。

**方药：** 团鱼头一个

**用法：** 醋炒，炕干研末内服。

宜昌县

**方2：** 升麻一钱　桑皮三钱

**用法：** 水煎服。

当阳县

**333**

1949

新　中　国
地方中草药
文　献　研　究
(1949—1979年)

1979

# 小 儿 脐 疝

**主症：**患儿脐部有一突出的肿块，按压时
缩小，可听见肠鸣音，多在啼哭时
出现。

**方药：**茯苓一钱　陈皮一钱　通草三分
前仁一钱　木通三分　广香三分

**用法：**水煎服。药量根据小儿年龄及病情
加减。

**秭归县**

334

# 小儿肚脐出血

**方药：** 前仁三钱　枯矾三分

**用法：** 细末搽1－2次即愈。

### 秭归县

335

1949
新　中　国
地 方 中 草 药
文　献　研　究
(1949—1979年)
1979

# 小儿口疮（口腔炎）

**主症**：口腔自发性出血、牙龈红肿（充血）、口臭、流涎，舌或口腔粘膜发生水泡样破裂糜烂。急性的伴有发热及肠胃功能紊乱等全身症状。

**方1**：明矾四两　大蜘蛛七只（活）

**用法**：明矾在砂罐上炭火液化，将活蜘蛛投入，加热明矾脱水发泡，冷却后去蜘蛛，将枯矾研细吹口。

　　　　　　　　　　　　　　**枝江县新场区**

**方2**：元肉三钱　明雄三钱　月石三钱青代一钱　四六三分

**用法**：元肉存性，余药为末吹口内。

　　　　　　　　　　　　**长阳白寺坪公社**

**方3**：地牯牛

**用法**：捣烂涂口腔。

　　　　　　　　　　　　　　　**当阳县**

336

# 小 儿 湿 疹

**主症**：皮肤有丘疹，小水泡，阵发性搔痒，
抓后渗水淋漓，往往连成一片。全
身各处都可发生。

**方药**：泡桐树叶

**用法**：烧存性，研细末兑菜油调搽。亦可
用于小儿天疱疮。

秭归县

**337**

1949
新 中 国
地方中草药
文 献 研 究
(1949—1979年)
1979

# 小儿包皮炎

**主症**：小儿包皮红肿发炎，重者吵闹不安。

**方药**：花椒一钱　明矾三钱

**用法**：泡水洗

**长阳县青岗坪公社**

338

# 小儿黄水疮

**主症**：初起皮肤上有一红斑，后变为水泡，再变为脓泡。泡破后疮面鲜红。流黄水，水流处，即发新疮，传染很快。

**方1**：鲜大黄或杏仁

**用法**：捣烂，用菜油煎枯去渣外敷。主治小儿头部黄水疮。

**秭归县**

**方2**：水大黄（牛舌条）

**用法**：用根捣烂后同百草霜，食盐共细末，菜油调搽患处。

**秭归县**

339

1949
新中国
地方中草药
文献研究
(1949—1979年)
1979

# 小儿走马疳

## （坏疽性口炎）

**主症：** 口渴，牙龈肿痛或腐烂出血，甚至腐肉脱落。

**方药：** 地蚤母七个　红苋菜根一根　冰片三分

**用法：** 研细吹口。

**秭归县**

340

# 五 官 科

· 白 页 ·

# 风 火 眼
## （急性结膜炎）

**主症**：眼睛红肿疼痛，怕光流泪，眼屎多，
或发痒。

**方1**：玄明粉三钱　霜桑叶四钱　金银花
五钱　蒲公英二钱　杭菊花四钱

**用法**：轻症每日一剂，先熏后洗，每剂煎
三次。重症每日二剂，一剂熏洗，
一剂煎服。本方亦适用于眼缘炎、
树脂状角膜炎、沙眼性血管翳。

宜昌卫校

**方2**：糯米劳糟　麦冬　各适量

**用法**：共捣烂敷患眼对侧脚板心，1—2
次即愈。

神农架林区

341

1949

新 中 国
地 方 中 草 药
文 献 研 究
(1949—1979年)

1979

方3：桑叶（经霜打过最好）三钱至一两

用法：煎水洗眼睛。

**宜昌卫校　秭归县太平公社**


方4：蒲公英五钱　杭菊花三钱　金银花
四钱

用法：水煎服，每日1——2付，一半内
服，一半熏洗。

**宜昌卫校**


方5：黄连一钱

用法：捣烂适量开水浸泡，滴患眼，加少
许冰片效更好。

**宜昌卫校**


方6：胆草三钱　荆芥三钱　归尾二钱
赤芍三钱　杏仁三钱　灯心草一捆

用法：水煎服，一日2——3次，（可将

342

眼睑翻转打磁针）。

**秭归县太平公社**

方7：槐花　荆芥　薄荷　过路黄　岩黄
连　上片少许
用法：熬膏点眼

**兴山县**

方8：鲜鸡冠血　少许
用法：点眼

**宜昌县**

方9：苦瓜水点眼

**秭归县太平公社**

1949

新 中 国
地 方 中 草 药
文 献 研 究
(1949—1979年)

1979

# 角膜炎、角膜溃疡

**主症**：角膜溃疡即化脓性角膜炎，初起角膜呈现灰白色浸润小点或块，微突起。不数日，浸润的浅层坏死脱落而成溃疡。

**方药**：生地一两　蒲公英一两　山栀子五钱　仙羊角二钱（锉细末）

**用法**：先将前三药煎汁，后将仙羊角细末放口中，用前药汁冲服。

**宜昌市卫校**

344

# 目　翳

**主症**：黑眼珠上生有白斑，甚至遮睛。

**方1**：菊花　木贼　草决　明砂　五灵脂
各等分。

**用法**：研细末，用猪肝切成二指宽一块，
中间划缝，将药放在缝内用线扎好
放锅内煮熟，取药服肝喝水，服
1——2星期。

**秭归县**

**方2**：卤砂一钱　冰片二分　月红二钱
甘石三钱　人造牛黄五分

**用法**：共研极细末，点眼，每日2——3
次，每次少许（约半粒小米大小）。

**宜昌卫校**

345

1949
新　中　国
地 方 中 草 药
文 献 研 究
(1949—1979年)
1979

方3：芨力三钱　古皮三钱　龙衣二钱
　　　酒制当归四钱　荆芥二钱　川芎三
　　　钱　甘草一钱　花粉三钱　九月菊
　　　三钱　石京三钱　川椒一钱　虫衣
　　　二钱　红花二钱　桃仁二钱　黄连
　　　二钱

用法：共为细末，同蜂蜜为丸如黄豆大，
　　　一日三次，每次7——8粒

**秭归县太平公社**

方4：花椒20粒　乌枚四钱　皂凡四钱
　　　白凡四钱　杏仁四钱　缝衣针七枚
　　　蒸馏水适量

用法：共泡待针溶化后，用此水点眼。

**宜昌县**

346

# 白 内 障

**主症**：晶状体的部份或全部变为混浊，视
力减退甚至失明。

**方1**：苍术五钱　土茯苓七钱　土贝母四
钱　海藻三钱　昆布三钱　苡仁三钱

**用法**：水煎服一日一付，适用于老年性白
内障。

**宜昌市**

**方2**：熟地六两　麦冬去心三两　枸杞
川芎　山药各二两　炒杜仲一两五钱

**用法**：做成蜜丸，一日一次，每次4——5
钱

**宜昌县**

347

1949

新 中 国
地 方 中 草 药
文 献 研 究
(1949—1979年)

1979

# 夜　　盲

**主症**：傍晚看不见东西。

**方1**：猪肝一叶　夜明砂二两

**用法**：将猪肝剖开，夜明砂放入内，煮熟后吃猪肝喝汤。

**秭归县**

**方2**：鱼腥草　猪肝各适量

**用法**：共炒吃

**当阳县**

**方3**：望月砂三钱　夜明砂三钱　杭菊花三钱

**用法**：水煎服，每日 1 —— 2 付

**宜昌卫校**

**方4**：松树叶五钱　水煎服

**宜昌卫校**

348

# 脉络膜视网膜炎

**主症**：患者自觉视力减退和眼前具有闪光
或暗点。

**方药**：生熟地各八钱　黄精四钱　玉竹三
钱石斛三钱　制首乌五钱　桑椹子
五钱　草决明三钱　望月砂三钱
夜明砂三钱　红枣五枚　甘草二钱

**用法**：水煎服，一日一付，至愈为止。服
药期间忌饮茶水。

宜昌市

349

1949
新 中 国
地方中草药
文 献 研 究
(1949—1979年)
1979

# 急性视神经炎

**主症：**患者自觉视力减退。

**方药：**生地一两　金银花五钱　蒲公英七钱　地骨皮四钱　扣子七三钱　草河车三钱　甘草四钱

**用法：**水煎服，每日一剂。

**宜昌卫校**

350

# 青 光 眼

**主症**：眼睑肿胀，结膜充血，或自觉视力
减退，有虹视现象，最后甚至失明。

**方1**：猪胆　鸡胆各一个　蜂糖一汤匙

**用法**：蜂糖装入鸡胆用线扎好，放入猪胆
用线扎好，放通风处两周后取出鸡
苦胆，用针或清洁针滴入眼中。

兴山县普安公社

**方2**：夏枯草一两　甘菊花五钱　醋玄胡
三钱　羌独活各二钱半　蔓荆子四
钱　香白芷三钱　南红花三钱

**用法**：水煎服，用于单纯性青光眼

宜昌卫校

1949

新 中 国
地 方 中 草 药
文 献 研 究
(1949—1979年)

1979

# 球结膜紫斑

**主症：** 球结膜生有紫色斑点

**药方：** 乳汁　鸡冠血　各数滴

**用法：** 混合均匀后用鸡毛滴入眼内

### 长阳县乐园公社

352

# 鼻　　渊

## （付鼻窦炎）

**主症：** 鼻塞常流浊涕，有臭气，或头痛，
鼻胀，嗅觉不灵，记忆力减退等。

**药方：** 老刀豆壳二两

**用法：** 研末，白酒冲服，一日三次，每次
二钱。

**当阳县跑马公社**

1949

新 中 国
地 方 中 草 药
文 献 研 究
(1949—1979年)

1979

# 鼻　　炎

**主症**：鼻塞和流涕，嗅觉减退，有时头痛、头昏。

**方1**：苍耳子一两　薄荷五钱　辛夷五钱
　　　　细辛一钱　白芷三钱　甘草二钱

**用法**：水煎服

**当阳县跑马公社**

**方2**：辛夷花　虎耳草　薄荷叶　各一两

**用法**：水煎服，当茶喝。

**当阳县跑马公社**

**方3**：生大黄　黄连各一钱　麝香少许

**用法**：共研细末，用生菜油调搽。用于慢性鼻炎。

**宜昌县**

354

**方**4：土蜂蜜

**用法**：滴鼻。用于萎缩性鼻炎。

宜都县王畈区

**方**5：白芷三钱　辛夷三钱　永叶三钱

　　　　西芎三钱　川连一钱

**用法**：用香油泡三天去渣，用油滴鼻。

秭归县三女公社

355

1949
新 中 国
地 方 中 草 药
文 献 研 究
(1949—1979年)
1979

# 鼻　　血

**主症**：鼻孔断断续续出血或较长时间流血
不止。

**方1**：荆芥　侧柏叶　黄柏　生地　甘草
少许

**用法**：前四药炒炭加甘草煎服

　　　　　　**当阳县巩河公社**

**方2**：柏叶炭五钱　血朵三钱　棕榈炭五
钱

**用法**：水煎服。

　　　　　　**宜昌县交垱公社**

**方3**：韭菜

**用法**：捣烂取汁加红糖内服。

　　　　　　　　**宜昌县**

356

方4：小蓟一把

用法：揉汁一次服。

### 秭归县　当阳县

方5：茅草花一两　猪肉半斤

用法：药同肉煮后去渣分1—2天内服。
外用血余炭吹鼻。

### 宜昌市医联

方6：小蓟五钱　侧柏叶三钱　仙鹤草一
两　茅根五钱　苦丁茶五钱

用法：水煎当茶喝。

### 宜都县红花区

方7：次果叶汁　茅草花炭

用法：药物加白糖用开水冲服。

### 秭归县

方8：水沟或塘里的青苔

357

1949

新 中 国
地方中草药
文 献 研 究
(1949—1979年)

1979

**用法**：敷于百会穴。

**秭归县**

**方**9：青蒿叶或艾叶
**用法**：塞鼻。

**宜昌县**

**方**10：百草霜　蜂糖
**用法**：共炒后开水冲服。

**宜昌县**

**方**11：藕节
**用法**：烧炭冲糖水服。

**宜昌县**

**方**12：老黄土清水搅拌澄清加红糖、童便
内服。

**远安县**

**方**13：齐头蒿
**用法**：揉水滴鼻。

**兴山县**

**358**

方14：大蓟五份　小蓟五份　白芷三份
　　　茜草八份　地榆八份　丹皮四份
　　　红枝子五份　血余炭二份　棕炭五
　　　份　白茅草根为引子 6 — 7 根
用法：水煎服。适用于鼻血、咳血、吐血。

**五峰县石柱山公社**

方15：旱莲草　仙鹤草　大蓟　蜈蚣草
用法：水煎服。适用于鼻血、咳血、吐血。

**秭归县桂花公社**

方16：铁丝分筋三分　草木炭适量
用法：水煎服。

**神龙架林区**

方17：白芷　辛夷　苍耳子　薄荷
用法：水煎服。并用班马一枚纱布包塞鼻
　　　中。

**当阳县跑马公社**

**359**

1949

新 中 国
地 方 中 草 药
文 献 研 究
(1949—1979年)

1979

# 飞 虫 入 耳

**主症**：小虫子飞入耳内，耳痒或轰炸响。

**方1**：生半夏

**用法**：研末，麻油调滴耳内。

当阳县

**方2**：菜油（或麻油）

**用法**：滴耳。

宜昌市医联　当阳县

360

# 聤 耳（中耳炎）

**主症：** 耳内发痒疼痛，流出黄绿色有臭气的脓液。

**方1：** 水里大螺丝一个　冰片少许

**用法：** 洗净打开螺壳，取出螺放冰片，取液滴耳。一日二次。

**秭归县　枝江县冯口公社**

**方2：** 地龙一条　冰片少许

**用法：** 洗净地龙，加冰片化水滴耳。

**宜昌县**

**方3：** 虎耳草捣烂取汁滴耳。

**宜昌县　宜都县燎原公社**

**方4：** 枯矾研末吹入耳内。

**当阳县**

361

1949

新 中 国
地 方 中 草 药
文 献 研 究
(1949—1979年)

1979

方5：芭蕉油

用法：用削尖的竹子刺入芭蕉树内，再接油滴耳。

**宜昌县白平公社**

方6：青鱼胆

用法：研细，清洁外耳道后，撒药末入耳内，2—3天即愈。主治中耳炎出血。

**秭归县太平公社**

方7：用蜘蛛三枚加白矾三分共为末吹入耳。

**当阳县跑马公社**

方8：四季抄（落地还阳）叶对菜油蒸热滴耳。

**秭归县太平公社**

方9：核桃一个烧热取油滴耳，严重者加元寸一分。

**秭归县太平公社**

362

# 走马牙疳

**主症**：先从牙龈边缘开始腐烂，有痒感，其色灰白，随即变成黑腐，流出紫色血水。严重的唇腐齿落，腮穿颊破，鼻梁塌陷。伴有恶寒发热，饮食不进，神志昏沉等症状。

**方药**：去核大红枣一枚　信石二钱　上片五钱

**用法**：信石研细末放入枣内，将枣放瓦上用火煅，在烟未尽时取下，再加上片，共细末吹患处。

秭归县

1949
新 中 国
地 方 中 草 药
文 献 研 究
(1949—1979年)
1979

# 牙　痛

**主症**：牙痛或牙龈红肿疼痛。

**方1**：韭菜子烧烟薰患处。

秭归县

**方2**：土蜂窝一个研末用醋调敷患处。

当阳县跑马公社

**方3**：细辛三分　樟脑三分　生地三钱
川椒五分

**用法**：共研细末，棉花包药少许含痛处。

秭归县太平公社

**方4**：细辛　川柏少许

**用法**：共研末放于牙痛处。

秭归县

364

**方5：** 毛茛（老虎脚底板）根3——5支

**用法：** 捣泥加少许红糖撮如黄豆大丸塞牙
缝，但涎液不能咽下。用于龋齿牙
痛。

枝江县

**方6：** 过路黄　生石羔　车前草　南 天
竹　各一两

**用法：** 水煎服，一日三次。用于牙髓肿痛。

宜都县青林公社

**方7：** 石羔二两　细辛三钱

**用法：** 用开水泡上药含嗽。

秭归县磨坪公社

**方8：** 土细辛　野花椒　白酒

**用法：** 洗净打烂用酒泡后，以棉花球浸后
含痛处。

当阳县龙泉公社

365

1949

新 中 国
地 方 中 草 药
文 献 研 究
(1949—1979年)

1979

方9：白茄根　马尿

用法：将白茄根洗净，用马尿浸泡三天后，晒干研细，撒龋齿窝内片刻，牙即落。

**长阳县黄家坪公社**

方10：酒浸黄连，含于痛处。

**当阳县跑马公社**

方11：野花椒根皮泡水嗽口。

**长阳县紫台公社**

方12：桂花树根煎水嗽口。

**秭归县太平公社**

方13：升麻二钱　天麻二钱　樟脑五分黑沙五分

用法：泡酒嗽口，不准吞服，大人可用，小儿不用。

**秭归县太平公社**

366

# 蛾　　喉
## （急性扁桃体炎）

**主症**：大多起病较急，发冷发热，全身不适，特别是咽喉疼痛，吞咽时加重，张口困难。两侧或一侧扁桃体发红肿大，表面有淡黄色或白色脓点。

**方1**：金银花注射液（一毫升 = 2 克生药）

**用法**：每次肌肉注射2——4毫升，每日一二次。用于急性上呼吸道感染，急性扁桃体炎，急性咽喉炎，还可用于外科抗感染。

### 宜昌市第一人民医院

1949

新 中 国
地 方 中 草 药
文 献 研 究
(1949—1979年)

1979

方2：土茯苓四两　海金砂四两　忍冬藤四两

用法：药物加水2500毫升煎到1000毫升，每次100毫升，一日二次。还可用于肺炎。胆囊炎等。

**宜昌地区人民医院**

**368**

# 口 腔 炎

**主症：** 口腔粘膜及舌唇、咽喉发炎后，红
肿疼痛，甚至生疮溃烂，饮食不便。

**方1：** 冰片一钱　芒硝三钱　青代二钱
糖精0.1克

**用法：** 研细撒患处，亦可治牙痛。

**五峰县防治队**

**方2：** 凤凰衣（孵化出小鸡的壳）三个
（酥炙）　川柏五分　乳没五分
青代一钱　冰片三分

**用法：** 研细末吹口中。

**宜昌县**

**方3：** 第二道淘米水

369

1949

新 中 国
地 方 中 草 药
文 献 研 究
(1949—1979年)

1979

**用法**：用土青布蘸水洗口。

　　　　　　　　　　**当阳县公安公社**


**方4**：牛王剌虫一个

**用法**：将虫去头，用筷头翻过来，洗小米水泡五分钟后扫口，适用于鹅口疮。

　　　　　　　　　　　　　　　**秭归县**


**方5**：臭牡丹皮适量

**用法**：烧存性，研细末，搽口腔患处，适用于口腔溃烂及鹅口疮。

　　　　　　　　　　　　　　　**远安县**


**方6**：红苋菜梗　薄荷叶　麦豆草各等量

**用法**：研细末吹入口中，适用于口舌诸疮溃烂者。

　　　　　　　　　　**秭归县渡河头公社**


370

**方7：** 青牛胆（金果榄）

**用法：** 洗净切片，每用干根1—3钱，水
煎服。适用于白喉、扁桃体炎、咽
喉炎等。

**秭归县白沙公社**

371

1949

新 中 国
地 方 中 草 药
文 献 研 究
(1949—1979年)

1979

# 喉　　痛

**主症**：咽喉疼痛。

**方1**：永叶　玄参　夏枯草　生石羔　寸干

**用法**：细末，水泛为丸，每服三钱，一日三次。

**长阳县贺家坪区卫生院**

**方2**：生蒲黄一两

**用法**：用纱布包裹，线捆。水煎服，一日三次，二日服完。

**秭归县营盘公社**

**方3**：开口剑

**用法**：可内服、口含。成人每次五钱，水煎总量分八次服，一日四次。

**兴山县高桥公社　秭归县太平公社**

372

**方**4：土牛夕一两　大力子根五钱　桔梗
　　　五钱　甘草三钱
**用法**：水煎服。

### 五峰县

**方**5：活蜘蛛
**用法**：用菜油煎蜘蛛，大人九个，中年人
　　　七个，小孩二个，去蜘蛛喝菜油。

### 秭归县石柱公社

**方**6：土牛夕
**用法**：水煎服。

### 当阳县

**方**7：玄参　麦冬　桔梗　甘草　适量
**用法**：水煎服。

### 当阳县

**方**8：千口针（三角针）
**用法**：焙细末加冰片吹之。

### 当阳县

1949

新 中 国
地 方 中 草 药
文 献 研 究
(1949—1979年)

1979

# 鱼 刺 梗 喉

**方药**：威灵仙三两

**用法**：水煎服。还可用于吊死、打死急救。

枝江县石矶公社

374

# 草药治疗常见病手册

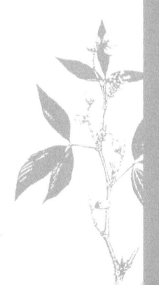

# 提　要

古蔺县"六·二六"医疗队编。

1971 年 4 月出版。64 开本。共 176 页，其中前言、内容说明、目录共 10 页，正文 150 页，插页 7 页，附录 7 页，正误表 2 页。平装本。

编者对古蔺县地产草药以认、采、制、用以及简、便、效、廉为原则，运用中医理论分析草药的性味、归经，在实践中探讨其主治功效，从群众中了解草药的特殊疗效，又选择有效药物组成方剂并应用于临床，通过 4000 余门诊人次的临床实践，将相关资料编成本书，供农村医疗卫生人员参考。

本书介绍了内科、妇科、儿科、五官科、皮肤科、跌扑损伤 6 大类疾病的草药治疗，共收录 60 种常见病、98 个处方。每种疾病包括诊断要点、病因病机、治法、处方、药物、加减、临床体会、病例介绍等内容。病名以中医病名为主，有少数西医病名。

本书处方用药剂量均以干品计算，若用鲜品，则酌情增量。药物计量单位采用旧市制，即 1 斤为 16 两。

书末附有处方名称索引。本书插页中专有两页收载赞美中草药的 9 首诗歌。

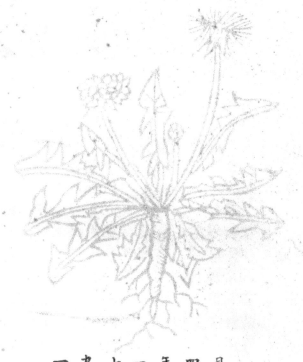

# 草药治疗常见病手册

一九七一年四月

# 正 误 表

| 頁 | 行 | 錯 | 正 |
|---|---|---|---|
| 1 | 7 | 开幕詞 | 开幕詞 |
| 1 | 11 | 組織西离职 | 組織西医离职 |
| 4 | 4 | 簡便效严中草藥 | 簡便效廉中草藥 |
| 4 | 5 | 一顆紅心兩文手 | 一顆紅心兩只手 |
| 16 | 6 | 液臭 | 腋臭 |
| 13 | 4 | 咳嗽病104例 | 咳嗽病186例 |
| 19 | 6 | 怯風通絡 | 祛風通絡 |
| 32 | 16 | 加感而愈 | 加減而愈 |
| 43 | 12 | 診絶要點 | 診断要點 |
| 45 | 14 | 舌黄 | 苔黄 |
| 47 | 6 | 佢終以 | 佢始終以 |
| 48 | 3 | 昏鳴 | 昏難 |
| 52 | 14 | 胸浮緊 | 脈浮緊 |
| 54 | 13 | 11月3脾服藥 | 11月3日服藥 |
| 55 | 5 | 敦仅述 | 故仅述 |
| 60 | 10 | 雞尿藤 | 雞屎藤 |
| 63 | 9 | 苦竹胡 | 苦竹茹 |
| 65 | 9 | 鹿銜叶 | 鹿銜草 |
| 71 | 16 | 膀胱温热 | 膀胱湿热 |

1949

新 中 国
地方中草药
文 献 研 究

(1949—1979年)

1979

| 頁 | 行 | 錯 | 正 |
|---|---|---|---|
| 76 | 15 | 白天尿顏 | 白天尿顆 |
| 81 | 7 | 辰矽草 | 辰砂草 |
| 82 | 12 | 朱矽一兩 | 朱砂一兩 |
| 86 | 8 | 或夾瘀鬼 | 或夾瘀塊 |
| 97 | 11 | 便塘 | 便溏 |
| 116 | 13 | 山黄連 | 水黄連 |
| 116 | 14 | 巴苕姜 | 巴岩姜 |
| 117 | 15 | 形成蛙洞 | 形成蛀洞 |
| 125 | 8 | 麻疹等証 | 麻疹等証 |
| 131 | 17 | 散風清熱热法 | 散風清热之法 |
| 136 | 15 | 患性湿疹 | 急性湿疹 |
| 137 | 5 | 眠胞小湿疹 | 眼胞小湿疹 |
| 137 | 12 | 痒葱稍感 | 痒感稍減 |
| 141 | 5 | 肌膚喪养 | 肌膚失养 |
| 144 | 7 | 舌紅少 | 舌紅苔少 |
| 148 | 16 | 狀陽怯邪 | 壯陽袪邪 |
| 150 | 1 | 掣， | 掣痛， |
| 152 | 1 | 桑翻銀苓湯 | 桑翻銀苓湯 |
| 157 | 4 | 苓夏排風解毒湯 | 苓夏排風解毒湯 |
| 157 | 5 | 虎蛇銀苓湯 | 虎蛇銀苓湯 |

· 白 页 ·

1949

新中国
地方中草药
文献研究
(1949—1979年)

1979

# 目　录

## 第一部分　内　科

**12**

13

1949
新 中 国
地 方 中 草 药
文 献 研 究
(1949—1979年)
1979

# 第二部分　妇　科

14

# 第三部分　儿　科

# 第四部分　五官科

**15**

1949
新 中 国
地 方 中 草 药
文 献 研 究
(1949—1979年)
1979

# 第五部分　皮膚病

# 第六部分　跌扑損伤

# 附：方剂名称

# 第一部分 内 科

## 一、感冒

感冒是一种四时常见病，多因风邪乘虚侵入人体所致。中医在临床上分风寒、风热两大类型论治，此外还有挟湿、挟郁等必须根据病情辩证施治。

（一）风寒感冒

诊断要点：初起恶寒发热，头身痛，鼻塞，流清涕，无汗口不渴，或咳嗽。舌苔薄白，脉象浮紧。

病机治法：风寒之邪袭于肌表。治宜辛温解表。

处方：苏黄解表汤

药物：

苏 叶三钱 黄荆根五钱 风寒草三钱

1949
新 中 国
地方中草药
文 献 研 究
(1949—1979年)
1979

魚秋串三錢　翻天印錢半　生　姜三片
火葱白四根　煎水服

（二）風热感冒（包括流行性感冒）

診断要點：初起發热惡風，头腿痛，自
汗，口渴，或咳嗽，或咽痛。舌苔薄白微黄，
脈象浮数。

病机治法：風热之邪襲于衛分。治宜辛
涼透表。

处方：銀芩桑蘆湯

藥物：

銀花藤六錢　刺黄芩四錢　桑　叶三錢
蘆根五錢（生則一兩）　　魚秋串三錢
車前草三錢　土薄荷三錢　煎水服

挾朵症的加味法：

挾湿：症見胸脘痞悶苔膩者，加藿香，
土芩。

挾暑：症見心煩口渴尿黄者，加青蒿，

**2**

水荆芥。

挟食积：症见嗳腐吞酸脘胀者，加萝卜头，刺梨根。

挟郁：症见情志不舒胸胁苦满者，加柴胡，香附。

咳嗽者，加矮茶风，观音草；流鼻血者加仙鹤草，白茅根之类。

临床体会：我队运用上述两方治疗感冒病人471例，其中风寒感冒102例，风热感冒369例，一般一剂见效，二、三剂全瘳。疗效比较满意。附病例于后：

【例一】喻××，女36岁，古蔺印刷厂工人。1970年10月8日来我队就诊。发高烧已三天，现症烧未退，微恶寒，头身痛，汗多鼻干燥，舌苔黄，脉浮数。诊断为风热感冒，治以银芩桑芦汤。10日复诊，烧退、汗止、身痛已瘳。惟苔黄未退净，精神尚差，

1949

新 中 国
地 方 中 草 药
文 献 研 究
(1949—1979年)

1979

用原方加減治之即全癒。

【例二】胡××，女37岁，古蘭具支行职工。1970年10月5日来我队初診，主訴：头痛發焼已五天。服中西藥后仍惡寒發热，头昏身痛，胸部气緊，心中煩欲吐不吐，舌苔薄白而滑，脈象浮緊。診断为風寒感冒，即用苏黄解表湯加藿香、香巴茅治之。6日复診寒热解，身痛癒，气緊心煩消失。惟头昏体倦，咳嗽喉中有痰，舌尖紅。此乃風寒已解、余邪恋肺化燥之征，拟潤燥止咳，用銀芩桑蘆湯加减而癒。

## 二、秋燥

秋燥是感受秋令燥气而發生的一种外感病。本病初起有头痛、咳嗽、惡寒、无汗等表症，而必具有干咳无痰，或吐痰粘稠，咽喉干燥，鼻腔和口唇干裂，心煩口渴等燥

4

症。临床上分温燥与凉燥两类辩証。我队治疗本病，拟桑麦枇杷湯为基本方剂，随症加药。

桑麦枇杷湯：桑　叶三錢　地麦冬四錢　枇杷叶一張（去毛）　青蒿三錢　观音草三錢　竹林消三錢　煎水服

（一）温燥

診断要點：發热微惡風寒，头痛少汗，咳嗽少痰，咽干鼻燥，口渴，古紅苔白，右脈数大。

病机治法：邪襲肺衛、燥伤津液。治宜辛凉甘潤。

处方：桑麦枇杷湯加：銀花藤，玉竹参，刺黄芩，車前草；燥热盛而伤陽絡吐血、衄血者，加旱連草，仙鶴草，白茅根。

（二）凉燥：

診断要點：惡寒發热，头痛无汗，鼻塞，

**5**

1949

新中国
地方中草药
文献研究
(1949—1979年)

1979

咽干唇燥，咳嗽稀痰。

病机治法：燥邪袭肺，津气凝结。治宜宣肺达表，化痰润燥。

处方：桑麦枇杷汤加土薄荷，水荆芥，全紫苏，風寒草。

上述症治为邪在肺衛，若化热入里，肺陰大伤，咳甚而咯血等，可按本手册的燥热咳嗽方剂加减治之。若邪入陽明津伤便燥者可加生首烏，牛耳大黄，蘆根。若热入营血而咳血胸痛者，可加桑白皮，刺蘿卜，棕树子，車前草，雞眼草；便血者加地榆，鋸鋸藤，牛耳大黄，土牛夕等凉血止血。

本病为时行疾病，我队治疗病人19例均系邪袭肺衛，收效較佳。附病例如下：

【例一】葛××，男13岁，工人家屬，住印刷厂。

10月8日初診：發燒咳嗽已三天，現症

6

發燒，咳嗽，流鼻血，口鼻干燥，身痛，苔黄舌紅，脈浮数。诊断：秋燥热盛，肺衞受邪，治以桑麦枇杷湯加銀花藤，剌黄芩，車前草；10月10日复诊，鼻血已止，惟咳、喉中有痰，鼻腔干燥、胸紧，仍用前方加减而癒。

【例二】周××　男　成人　司机　住运輸管理站10月5日初诊：头痛身濡无力，咳嗽吐風泡痰，口鼻干燥，小便灼热，脈濡苔白，诊断：燥邪雙肺，治以桑麦枇杷湯加水荆芥，土薄荷，剌黄芩；6日复诊：咳嗽已减，原方再服一剂而癒。

## 三、腮腺炎

腮腺炎系中医之痄腮矣。俗称"寸耳黄"。为一种急性傳染疾病，以耳下腮部膃脹疼痛为其主要特征。病因为風温病毒，由

**7**

1949

新　中　国
地方中草药
文　献　研　究
(1949—1979年)

1979

口鼻而入，胃热上冲，滞留腮部所致。四季可發，以冬春季为多。一般四至十五岁儿童易發此病。

临床表現：初起發热恶寒，一侧或兩侧腮部疼痛，稍重时局部皮膚發紅、發烧、疼痛劇烈，尤以咀嚼时为甚。精神差，食慾減退，小便黄，脈浮数，苔薄白。

病机：風溫病毒結聚少陽之絡，热蒸陽明。

治法：疏風清解，軟堅消腫。

处方：大青銀苓夏千湯

藥物：大青叶三錢（无此藥可用龙胆草代）銀花藤四錢　刺黄芩三錢　夏枯草三錢　千里光三錢　　水煎服

临床体会：我队治疗此病多例，收效較佳，多数一、二剂而瘥，可用大青叶外包，或用青黛調茶外敷。附病例：

8

陈×× 女 40岁 贫农 住城关大塬四队，10月19日初诊：喉痛颈痛已月余。现症：两腮疼痛微腫，喉痛，时觉热气上冲头目，面红赤，月經先期。诊断腮腺炎兼血虚肝陽上扰，服大青银芩夏干湯（缺大青叶）加龙胆草三錢，何首烏五錢，服藥后喉痛大減，腮腫已消。惟咽中如有热感和物阻感。再服原方加排風藤、柴胡而癒。

## 四、咳嗽

咳嗽是肺部疾患的表現：中医認为"五脏六府皆令人咳，"所以許多疾病都有这个症状。咳嗽的原因虽多，但临床上大都以外感、内因兩方面論治。

（一）外感咳嗽（分風寒、風热、燥热三类，包括急性支气管炎）

9

1949

新 中 国
地 方 中 草 药
文 献 研 究
(1949—1979年)

1979

風寒咳嗽

診斷要點：初起咳嗽痰稀、鼻塞流涕或兼惡寒發热，头痛、无汗等症，舌苔白薄，脈浮。

病机治法：風寒犯肺，肺气不宣。治宜散邪理肺。

处方：三風理肺湯

藥物：

五皮風三錢　兒耳風三錢　矮茶風三錢
風寒草三錢　翻天印二錢　苏　叶三錢
见血飞五錢　煎水服（孕妇去见血飞）

風热咳嗽

診斷要點：咳嗽痰稠、咳而不爽、口渴咽干、身热，或见头痛、惡風，有汗等表症舌苔薄黄，脈浮数。

病机治法：風热襲肺、肺失清肅。治宜疏風清热宣肺。

**10**

处方：金观桑芩湯

藥物：

金滞草三錢　观音草三錢　桑　叶三錢

刺黃芩五錢　竹林消三錢　矮茶風三錢

　　　　　煎水服

燥热咳嗽

診断要點：干咳无痰或痰少，而不易咯出，鼻燥咽干，咳甚則胸痛，或有形寒、身热等表症，舌尖紅、苔薄黃、脈細数。

病机治法：燥热伤肺。治宜清肺潤燥

处方：桑蘆麦雞湯

藥物：

桑　叶三錢　蘆　根五錢　地麦冬四錢

雞眼草三錢　矮茶風三錢　刺黃芩三錢

青　蒿三錢　野菊花三錢　煎水服

（二）內因咳嗽（包括慢性支气管炎）

內因咳嗽多由久病体虛所致，或由外感

**11**

1949

新 中 国
地 方 中 草 药
文 献 研 究
(1949—1979年)

1979

咳嗽反復發作，轉变而成。一般以脾陽虛，肝火旺，腎陽虛，肺陰虛，四种症型辯証施治。我队治疗内因咳嗽以矮茶双草湯为基本方剂，根据症类酌加藥物。

处方：矮茶双草湯

藥物：

矮茶風四錢　观音草三錢　金沸草三錢
枇杷叶二張（去毛）

脾陽虛：症見咳嗽痰多，痰白而粘、胸脘作悶．舌苔白膩、脈濡滑。此乃脾不化湿湿痰犯肺。宜加刺梨根、蘿卜子、土霍香。

腎陽虛：症見咳嗽、腰痛、陽痿、背惡寒、苔白潤、脈沉細。宜加淫羊霍、界血達、香巴戟。

肝火旺：症見气逆作咳、面紅喉干，咳时引脅作痛，舌苔薄黄少津．脈弦数此为肝火犯肺。宜加柴胡、青蒿、刺黄芩。

12

肺阴虚：症见咳嗽吐血、口干、潮热出汗、舌红苔少、脉细数。宜加岩白菜、石灵芝、仙鹤草、白茅根、旱莲草。

临床体会：我队治疗咳嗽病104例，其中风寒咳嗽46例，风热咳嗽78例，燥热咳嗽35例。内因咳嗽35例，均收到比较满意的近期疗效。附病例如下：

【例一】彭××，男37岁，干部，县革委工作，1970年10月8日初诊，咳嗽已半月，曾服中药和可待因等未愈。现证夜咳甚痰少，有时怯冷，发热，出汗，前几天痰中代血。苔白滑，脉细数。诊断为感冒风热，余邪袭肺，治以金观桑芩汤加翻天印，风寒草。10复诊，咳嗽大减，夜间能入睡，原方加苏叶治之即愈。

【例二】李××，女38岁，外贸站工人，70年10月22日初诊，咳嗽已月余。现症

**13**

1949

新 中 国
地方中草药
文 献 研 究
(1949—1979年)

1979

夜间咳甚，恶寒头昏、腰痛、痰多、口干不饮、苔白腻、脉浮紧。诊断为风寒咳嗽，治以三风理肺汤加减。10月23日复诊咳嗽已大减。恶寒腰痛已愈，惟头昏心慌，拟原方加金针根、金佛草而愈。

【例三】余××，男8岁，干属，住县革委家属宿舍，10月22日初诊咳嗽有时流浊涕，鼻腔干、红赤已半月余。近来咳嗽加剧。苔白舌质红。诊断为燥热咳嗽。治以桑芦麦雞汤。于第三天随访：服药后咳嗽减退鼻腔红赤已减。

【例四】蒋××，男22岁，中农，住彰德公社联合三队。10月20日初诊，咳嗽气促胸紧，吐稠痰已半月，头昏身濡痛，苔白腻脉濡。诊断内因咳嗽、湿痰犯肺。治以矮茶双苄汤加刺梨艮，土茯苓，土藿香，苏叶。22日复诊，咳嗽胸紧已松，舌脉如前，原方

14

加刺黄芩。24日再诊，咳嗽更松，舌苔全退。脉细弱，嘱前方再服二剂。

## 五、哮喘

哮喘是以症状为名的一种疾患，是农村中最常见的疾病。任何年龄皆可发病。每在秋冬季节，气候突变时反复发作。以呼吸气促、痰鸣气喘，甚至张口抬肩，不能平卧为特征。一般伴有咳嗽。中医认为本病多因邪阻气道，肺失升降所致。临床分虚实两种论治。我队拟定翻黄冬金汤为基本处方，根据寒热虚实随症加药。

（一）实症哮喘（又分热性哮喘，寒性哮喘两种）

诊断要点：1.热性哮喘：哮喘伴有头痛发热，出汗口渴，痰稠不爽，面唇赤，舌红苔黄腻，脉滑数。

15

1949
新中国
地方中草药
文献研究
(1949—1979年)
1979

2.寒性哮喘：哮喘伴有畏寒，吐白色泡沫痰，口不渴，舌苔薄白，脉弦滑。

病机、治法：邪阻气道，肺气不宣，热性宜清热平喘，寒性宜散寒平喘。

处方：翻黄冬金汤

药物：

翻天印二钱　黄荆子五钱　冬青叶四钱
金佛草三钱　观音草三钱　竹林消三钱
煎水服

加味法：寒性哮喘，加苏叶　兔耳风　五皮风。

热性哮喘，加刺黄芩　猪鬃草　侧耳根
咳嗽甚，加矮茶风　枇杷叶　五匹风
痰多，加辰砂草　罗卜子　苏子。

（二）虚症哮喘（又分肺虚、肾虚两种）

诊断要点：1.肺虚：喘促短气，言语无力，咳声低弱，自汗畏风，或感咽喉不利，

16

口干面红，舌質淡紅，脈象軟弱。

2．腎虛：喘促日久，呼多吸少，动則喘息更甚，形瘦神焦，气不得續，汗出，肢冷面青，舌質淡，脈沉細。

病机、治法：肺虛哮喘为肺之气陰两虛，治宜补气益陰定喘；腎虛哮喘为腎陽衰弱，治宜补腎納气。

处方：肺虛用本方加石灵芝　岩白菜玉竹参　雞屎藤；腎虛用本方加淫羊霍香巴戟　养血蓮　巴岩姜。

临床体会：我队共治疗哮喘病人104例，其中热喘37例，寒喘44例，虚喘23例，一般都能緩解症狀。如能配合膻中割治，則近期效果相当可观，能否根治，尚须进一步观察。

【例】周××　女　14岁　貧农　彰德联合三队，70年10月14日初診：喘咳經常發作，这次發病已六天，下肢痛，不發燒，苦

17

1949
新 中 国
地方中草药
文 献 研 究
(1949—1979年)
1979

微黄，舌尖红，脉滑数，诊断热性哮喘。治以翻黄冬金汤加刺黄芩，桑叶，地麦冬，风寒草，服后气喘和下股痛已松，惟咳嗽未减，用三风理肺汤加减，服两剂即愈。

## 六、痹症

痹症即风湿关节炎，或风湿病之类，是农村中极为常见的疾病。以肢体关节疼痛、重着、麻木为主要症状，并随气候变化而加剧。中医认为本病因风、寒、湿三气乘虚侵入人体，流注经络，致气血不和，痹阻脉络而成。

临床分以下两种：

（一）风寒湿痹：在风寒湿痹中，多由三气杂感而致。其风气甚者为行痹；寒气甚者为痛痹；湿气甚者为着痹。

一、行痹：

18

诊断要點：肢体关节疼痛，游走不定，涉及多个关节，而以膝踝、肩、肘、腕等部位为常见，关节伸屈不便，遇陰雨天气加重。有时夹表証，舌苔白溥或膩，脈浮。

病机、治法：三气杂感，風气为甚，流着經絡。治宜怯風通絡，除湿散寒，佐以养血。

处方：三翻走游湯

藥物：

三角風六錢　翻天印二錢　走游草三錢
見血飞六錢　刺三甲五錢　海風藤四錢
金鋼藤一兩　石南藤三錢　　煎水服

上肢甚加桑枝、威灵仙；下肢甚加土牛夕、松节；寒甚加淫羊藿、巴岩姜。

二、痛痹：

诊断要點：肢体关节疼痛，痛有定处，痛时較剧，得热痛减，得冷痛增，痛处有冷

19

1949
新 中 国
地 方 中 草 药
文 献 研 究
(1949—1979年)
1979

感，舌苔白，脉弦緊。

病机、治法：陰寒为甚，痹阻經絡。治宜溫散寒邪，兼祛風湿，佐以壯陽。

处方：血飞羊鶴湯

藥物：見血飞一兩 淫羊藿一兩 老鶴草五錢 刺三甲五錢 大血藤五錢 伸筋草三錢 土牛夕四錢 香巴戟五錢 灸草烏三錢

上肢甚加威灵仙、石南藤；下肢甚加独活、巴岩姜；痛甚加雷公連、青蛇連、翻天印。

三、着痹

診断要點：肢体关节重着痠痛在一定部位，或肌膚麻木，手足活动不灵。苔白膩，脈濡緩。

病机治法：湿邪为甚，痹阻脈絡。治宜利湿祛風，散寒通絡，佐以健脾。

20

处方：豨桐五八汤

药物：豨莶草三钱　矮桐子五钱　刺五甲五钱　八角风五钱　见血飞五钱　石南藤三钱　独活五钱　威灵仙五钱　松节五钱　刺梨根五钱

（二）热痹

诊断要点：关节红肿热痛，痛不可近，遇冷则减，不能伸屈　常为一个或多个关节同时发作，兼有发热、恶风、口渴、烦闷等症，舌苔黄燥，脉滑数。

病机：素体阴虚，复感三气或三气郁久化热。

治法：清热疏风，利湿解毒。

处方：桑翻银苓汤

药物：桑枝一两　翻天印一钱半　银花藤五钱　土茯苓一两　刺黄芩五钱　见血飞五钱　威灵仙五钱　八角风五钱　八月瓜藤

21

1949
新 中 国
地方中草药
文 献 研 究
(1949—1979年)
1979

五錢　海金沙藤五錢

临床体会：我队运用上述方剂治疗痹症病人218例，近期疗效均較滿意。附病例如下：

【例一】郭××，女，58岁，貧农，城关大壩三队。十月十五日初診，两手指不活动已五年。近两月来發展为前臂撓侧掣痛，肩部酸痛。脉沉細，舌薄白。診断上肢行痹。治以三翻走游湯。三剂后撓侧掣痛已无，舌脉如前。再服二剂，右手已愈，左肩还痛。原方加減再服二剂。

【例二】張××，男，二十七岁，干部，新华書店。八月十二日初診，自述本月十日午睡后即感腰骶部疼痛，行动不便，右下肢一动則掣着腰部更痛，以往曾發生此症，脉弦数，舌白潤，右腰有压痛點。診断为腰腿痛痹。治以血飞羊鸛湯，白酒少許为引。十

22

五日复诊，疼痛大减。上方服三剂之后，病已基本全愈。病人高兴地说："以往发病，中西药要治几个月，这次才几天就好了，草药真能解决问题。"

【例三】邓××，男，70岁，贫农，城关石林大队。十月十九日初诊：两腿瘦痛已半年，现四肢麻木疼痛，头昏眼花，下肢无力而瘦痛，脉弦细，苔黄腻。诊断着痹。治以孙桐五八汤加减，服后麻木减轻，仅右手脚觉重，仍用上方治疗。

## 七、中风

中风以突然昏仆，不省人事，或口眼㖞斜，语言不利，半身不遂为主症。一般老年人或肥胖的人易患此病。

病因病机：本病多由气血亏虚，阴阳失调，肾元不固，或饮酒饱食，或忧思脑怒，

23

1949
新 中 国
地方中草药
文 献 研 究
(1949—1979年)
1979

或房室过度等引起。临床常以閉証、脱証、半身不遂辨証論治。

诊断要點：

（一）閉証：突然昏仆，不省人事，两眼張开，牙关紧閉，两手握紧，面赤气粗，喉間痰声如拉鋸，脈弦滑而数，舌苔黄膩。治宜开窍豁痰，平肝熄風。

处方：排鈎翻夏湯

藥物：排風藤一兩　勾藤一兩　翻天印三錢　夏枯草一兩　苦蕎头五錢　牛耳大黄三錢　刺黄芩五錢　辰砂草三錢　五皮風五錢　野菊花四錢　水煎服

（二）脱証：突然昏仆，不省人事，目合口开，鼻鼾息微，撒手遺尿，身出大汗，或手足冷，舌縮，脈細弱。

治則：益气回陽

处方：参仙回陽湯

**24**

药物：泡参一两　仙茅五钱　干姜三钱
雞屎藤五钱　养血蓮五钱　糯米草根五钱
淫羊藿五钱　水煎服

（三）半身不遂：病者一侧上肢或下
肢，或上下肢不能运动，或上下肢手脚麻
木，面部一侧口眼喎斜，語言不利，舌苔白
膩，脈弦滑或弦澀。本症为患者脈絡空虛，
風痰阻絡而成。也可由閉証或脱証經过治疗
神志清醒后而出现的后遗証。

治法：祛風通絡，养血和营，佐以祛瘀
补气。

处方：血飞紅鶴海石湯

药物：見血飞五钱　紅活麻五钱　老鶴
草五钱　海風藤五钱　石南藤五钱　伸筋草
五钱　过山龙五钱　金鋼藤一两　水煎服

麻木甚者加翻天印、刺五甲、三角風。
上肢甚者加桑枝、威灵仙。下肢甚者加紅牛

**25**

1949
新　中　国
地 方 中 草 药
文 献 研 究
(1949—1979年)
1979

夕、独活。肢体无力者加香巴戟、淫羊藿、巴岩姜。食欲不振者，加刺梨根、野南蕎、石豇豆。

临床体会：我队已治疗中风病人8例，均属半身不遂的类型，用本方配合新針疗法法效果良好。其中有二例服药数剂后即能扶棍缓行。十剂后就基本全愈。一例有显著进步，四例有进步，仅一例无效。

附病例

【例一】罗××，男，58岁，德耀陶瓷厂工人。一九七〇年七月十六日夜中风，經治疗回甦后左侧偏瘫。十月六日揹来我队就诊：手脚能輕微活动，麻木沉重，不能自己行走。头昏，食慾不好，苔白膩，脈弦滑。诊断：中风后遗症，偏瘫。用血飞紅鵑海石湯加雷公連、刺五甲、紅牛夕治之，服后自述"此药有一定效果，患肢麻木减輕，活动

26

稍好"。原方加界血莲、矮桐子。服二剂后觉走路稍稳，但仍要人搀扶就诊：上方服八剂后就能自行，扶棍来我队扎针拿药，但觉脚底厚（木），下坡患肢打闪。于上方加淫羊藿、巴岩姜。先后服草药十六剂，针灸二十余次。基本全愈。

【例二】马××，女，65岁，干部家属，住 ████████ 家属宿舍。

患者头昏胀麻木两月多，有时说话舌不自如，于九月十四清晨，在睡中突然感到右侧上下肢不能活动。右侧面部口眼㖞斜：说话塞涩不清。诊断：右侧偏瘫，随治以新针疗法，内服血飞红鹳海石汤。四剂后，病渐轻，说话比以前清楚，别人扶着能行动，脚无力，手能微动，但不能握物。服十剂后能自行扶棍倚物缓行，但患肢仍无力，语言稍有塞涩。即用前方重加补气血壮阳药。

**27**

1949
新 中 国
地 方 中 草 药
文 献 研 究
(1949—1979年)
1979

【例三】贺××：女，65岁，城关镇五段居民，今年九月十八日夜于睡中哭醒，即觉右侧上下肢不能动，説話不利，口涎多，右面部口眼时而喎斜。診断偏癱。即用新針疗法，内服血飞紅鶴海石湯三剂后能自己起床站起，扶着棍能走几步。又服六剂后病情显着好轉，能扶棍行走于屋内，且能扶棍自去厠所解便。曾于解便途中跌跤一次 但未加重病情。再續服二剂，已能自己洗臉，穿、脱衣服。

## 八、头痛

头痛系病人的一个自觉証状，許多病都会出现这个証状。病因虽多，不外六淫外襲，瘀血阻滞，或七情内伤，肝、脾、腎三脏为患。

（一）外感头痛：多屬实証。分風寒、

28

風热，風湿三型辨証。

風寒头痛

诊断要點：吹風遇寒輒發，头痛痛連項背，常喜以棉帛裹头，惡風寒，口不渴，苔薄白，脈浮紧。

病机治法：風寒侵襲，上犯巔項。治宜疏風散寒止痛。

处方：苏黄解表湯（方見感冒）加香巴茅、见血飞、排風藤。

風热头痛

诊断要點：头痛如裂，面目紅赤，口渴欲飲，發热惡風，便秘尿赤，苔黄，脈浮数。

病机治法：風热上扰，治宜清泄風热。

处方：銀芩桑蘆湯（方見感冒）加野菊花、甜粉蒿、苦蕎头。便秘唇腫者，加牛耳大黄。

風湿头痛

**29**

1949
新 中 国
地 方 中 草 药
文 献 研 究
(1949—1979年)
1979

诊断要點：头痛如裹，肢体倦重，胸闷纳呆，小便不利，大便溏，苔白，脉濡。

病机治法：風湿阻遏，清陽不升。治宜祛風胜湿，佐以升陽。

处方：加减豨桐五八湯

藥物：豨莶草三錢　矮桐子四錢　刺五甲五錢　八角風五錢　見血飞五錢　土茯苓四錢　排風藤四錢　独活三錢　水煎服

（二）内伤头痛。屬虚証。分肝陽头痛，腎虚头痛，气虚头痛。

肝陽头痛

诊断要點：头痛而眩，左側为重，心煩急燥，睡眠不宁，或兼脅痛，面紅口苦，脉弦有力。

病机治法：肝陽上亢。治宜平肝潜陽。

处方：勾烏夏芩湯加山枝壳、金針根。

藥物：勾藤五錢　何首烏六錢　夏枯草

80

四錢　刺黄芩五錢　野菊花三錢　千里光三錢　土牛夕四錢　水煎服

腎虚头痛

診断要點：头腦空痛，眩暈耳鳴，腰膝痠軟，遺精盗汗，舌紅，脈沉細无力。

病机治法：腎精亏損，髓海空虚。陰虚滋补腎陰；陽虚温补腎陽。

处方：首烏益腎丸

藥物：何首烏一兩　向日葵壳一兩　雞屎藤二兩　雞腎草一兩　金樱根五錢　金針根一兩　昏雞头一兩　辰砂草三錢为末，蜜丸，每服三錢。

陰虚加地麦冬、女貞子；陽虚加淫羊藿、香巴戟。

气虚头痛

診断要點：头痛綿綿，过劳则甚，体倦无力，食慾不振，畏寒少气，脈細无力。

81

1949
新中国
地方中草药
文献研究
(1949—1979年)
1979

病机治法：气虚则清阳不升，浊阴不降，治宜补气，佐升清降浊。

处方：糯米升鸡汤加翻天印、黄荆子。

药物：糯米草根五钱　升麻三钱　鸡屎藤五钱　泡参一两　娃娃拳五钱　野白苣五钱　萝卜子三钱

临床体会：本症临床极为常见。我队治疗病人180例，均有效果。附病例于后：

【例一】代××，男，14岁，学生，城关三小。八月十四日初诊：头痛，汗出已三月余，巅顶痛甚，舌苔薄黄，脉弦数。

诊断：内伤头痛，肝阳上扰。治以星勾夏芩汤加龙胆草、黄荆子。服药后病已减轻，惟晨起及睡眠尚觉头痛，偏于右侧，舌淡红，苔薄白，脉浮弦，为邪转少阳，仍守原方加感而愈。

【例二】姜××，女，28岁，干部，财

32

税局。十月二十三日初诊：前额头痛已半年，苔白薄，脉沉细。

诊断：气血虚弱，髓无所养。治宜补益气血，佐以温阳。方用：糯米升鸡汤加淫羊藿、粉葛，服二剂后前额痛已松，但乳腺胀痛，用原方加翻天印、银花藤、刺黄芩而愈。

# 九、胁痛（包括肋間神經痛）

胁痛系指病人自觉一侧或两侧胁肋疼痛的証狀，肝炎常有这一証狀，有时还比較頑固。中医認为屬肝胆疾患。多因情志失調，气机郁結，瘀阻絡痹而成。临床上分肝气郁結，与瘀血停着辨証。

（一）肝气郁結

诊断要點：胁肋胀痛，疼痛每随情志之

**33**

1949
新　中　国
地方中草药
文　献　研　究
(1949—1979年)
1979

变化而增减，怒则痛剧，胸闷不舒，饮食减少；口苦，脉多弦。

病机：气机郁结，肝失条达。

治则：疏肝理气，健脾和血。

处方：柴梨二香散

药用：柴胡四钱　刺梨根五钱　香附子四钱　香通三钱　青屯香三钱　大血藤四钱　刺黄芩三钱　鸡屎藤五钱　煎水服

加减：夹湿热者加青蒿、木通、水黄连；夜间痛剧加锯锯藤、见血飞；夹食脘痞加野南蒿、乌白根；夜睡不好加夜交藤；肝阴虚加何首乌。

（二）瘀血停着：

诊断要点：胁痛如刺，定着不移，入夜更甚，或有痞块，舌质紫暗，脉沉涩。

病机：气滞郁久，瘀血凝积。

治则：活血行瘀，调气通络。

**84**

处方：澤蘭二藤湯

藥用：紅澤蘭四錢　大血藤五錢　鋸鋸藤三錢　青藤香三錢　朱砂蓮四錢　見血飞四錢　水煎服

附：單腹脹（肝硬化）

腹脹大，色蒼黃，脈絡暴露，面、頸、胸、腹部有紅點或血縷，食欲減退，脅下有痞塊，形体消瘦等。由于脾之运化失职，气机紊乱，升降失常，清濁相混，气滯血結，脈道壅塞而成。治以利水消腫，活血行瘀为法。我队拟野烏二水湯治之。此病因病例較少，还在观察中。

处方：野烏二水湯

藥用：野南蕎一兩　烏白根五錢　水菖香五錢　水皂角六錢　隔山撬四錢　蘿卜子三錢　紅澤蘭四錢　算盤子根五錢　黃精子三錢　刺梨根五錢　木通四錢

**85**

1949

新 中 国
地方中草药
文 献 研 究
(1949—1979年)

1979

临床体会：胁痛是慢性疾患，如慢性肝炎的一个突出証状，我队治疗二十七例，其止痛效果比較滿意，远期疗效，需作进一步观察。附病例說明：

【例】苏××，女，28岁，教师，城关一小。患肝炎已五年之久，近来右胁下脹痛，夜間更甚，大便稀薄，苔白膩，脈弦細。診断为肝脾不調，用柴梨二香散治之。服二剂后胁痛已减，飲食大增，惟口苦，夢多。原方加桑叶，再服二剂而愈。

## 十、胃痛

胃痛又称胃脘痛、胃气痛、心口痛。以胃脘部近心窝处經常發生疼痛的一种疾病。本病發生的原因有二：一是腦怒忧思过度，致气郁伤肝，肝气犯胃；一是过食生冷，饥

36

饱失常，损伤脾胃。临床上常分肝气犯胃，脾胃虚寒两类症型轮治。

（一）肝气犯胃（包括急性胃炎、胃溃疡等）

诊断要点：胃脘疼痛，上腹胀满，呕吐清水，嗳气冒酸，心烦，口干苦，消化不良，或痛胀连胁，或痛甚拒按，或吐血，便黑，苔白或黄，舌质红或带紫，脉沉弦而数，或沉涩。

病机：肝气郁结，化火犯胃。

治法：疏肝理气，泄热和胃。

处方：柴香水鱼汤

药物：柴胡五钱 香通三钱 水黄莲三钱 鱼秋串三钱 刺梨根五钱 青藤香三钱 茴香根三钱

加味法：方中柴胡、香通、青藤香、茴香根疏肝理气，水黄莲、鱼秋串、刺梨根清

1949

新　中　国
地方中草药
文　献　研　究
（1949—1979年）

1979

热和胃，共凑止痛之功。如因外感诱发者，可加苏叶、翻天印、见血飞；如痛而胀甚者，可加乌白根、野兰荞、隔山撬；如胃痛已久，痛处拒按，食后反甚，并有吐血、便黑者，此为久痛而血络损伤，宜加通络活血、养血柔肝之品，如仙鹤草、旱莲草、锯锯藤、白芨、大蓟、小蓟等，可适当选用二、三味加入上方。

（二）虚寒性胃痛（包括慢性胃炎）

诊断要点：胃脘隐隐作痛，喜按喜暖，食少神疲，四肢不温，或泛吐清水，苔薄白，舌质淡，脉细弱。

病机治法：脾胃虚寒，宜温中止痛。

处方：木芋茴椒汤

药物：木姜子三钱　吴于子三钱（根用五钱）　小茴香三钱（根用五钱）　土花椒一钱（根用三钱）　鸡屎藤六钱　香通三钱

**38**

我队經治胃痛病人115例，其中肝气犯胃的36例，脾胃虚寒的50例，其他19例，用上方加減，均收到良效。附病例：

【例】周××，男，39岁，城关棉百商店职員。七〇年十月四号初診：主訴胃痛已六天，現症时痛时松，噯气吐清水，食后痛甚，口干喜飲，苔黄厚腻，脈弦数。

診断为：肝气犯胃，治以柴香水魚湯。一剂后疼痛已減，噯气消失，惟吐清水未松。原方加減再服。

胃痛大松，惟头昏，身濡、腹脹，三剂后痛已全消。

## 十一、腹瀉

腹瀉，中医称为泄瀉，俗称"拉肚子"。它是一种排便次数增多，大便稀薄，甚至拉

**39**

1949

新 中 国
地 方 中 草 药
文 献 研 究
(1949—1979年)

1979

出如水样粪便为特征的常见疾病，本病發生的原因，多由过食生冷或不潔食物或受凉等导致脾胃功能障碍所引起。临床常分急性、慢性、五更泄三种。

（一）、急性腹瀉（包括急性腸炎）

診断要點：腹痛，腹瀉每天三次以上，大便稀薄，呈淡黄色，或有粘液，或伴未消化之食物。小便少黄，或兼头、身痛，惡寒、發热等表症。舌苔薄黄，脈数。

病机：邪伤胃腸，傳导失常。

治法：解表清里，調理腸胃。

处方：梨苓沙魚湯

藥物：刺梨根五錢　刺黄芩五錢　沙罐草三錢　魚秋串三錢　蓼于草三錢

我队拟定本方为治疗急性腹瀉的基本方剂，随症加味。如兼头身痛、發热惡寒表症者加苏叶、黄荆根、土薄荷；若湿邪较重兼

**40**

见脘腹胀闷、身濡者加土合香、白土苓；若气滞腹胀痛者，加香通、乌白根、野兰蔷；若兼食积而嗳腐吐酸者，加萝卜头、隔山撬；若兼暑邪，口渴、心烦者，加青蒿、水黄莲、芦根。

（二）慢性腹泻（包括慢性肠炎）

腹部隐隐作痛，大便溏泄，伴有未消化的食物或粘液，肠鸣，食欲减退，食后脘闷不舒，精神疲乏，面色不泽，脉缓弱，舌淡苔白。

病机：脾胃虚弱、运化失常。

治法：补脾健胃，佐以理气除湿。

处方：鸡娃糯苕汤

药物：鸡屎藤六钱　娃娃拳六钱　糯米草根六钱　野白苕五钱　刺梨根五钱　萝卜头六钱　隔山撬四钱

（三）五更泻

**41**

1949
新 中 国
地 方 中 草 药
文 献 研 究
(1949—1979年)
1979

　　诊断要点：黎明之前，脐下作痛，肠鸣腹泻，下白色稀便，泻后即安，腹部畏寒，下肢觉冷，面白少神，舌淡苔白，脉沉细而迟。

　　病机：命门火衰，脾阳不振。

　　治法：温补命门，兼补脾阳。

　　处方：养羊夜关汤

　　药物：养血莲三钱　淫羊藿五钱　夜关门五钱　香巴吉五钱　鸡屎藤六钱　仙茅三钱　鸡肾草三钱

　　临床体会：我队用上述方剂治疗腹泻病人114例，均收到较为满意的效果。举例如下：

　　【例一】许××，男，成年，县●●民衛组工作。七〇年十月二十一日晚突然腹泻，至次晨共泻十余次。泻出物为清水样，伴有少量稀便，并呕吐一次，两眼微凹，脉浮缓，苔厚腻微黄。诊断为急性腹泻，治以

**42**

梨苓沙鱼汤加减，一剂而愈。

【例二】李××，女，50岁，县农场干部家属。腹泻腹胀，精神疲倦，食欲不振，脉濡苔腻。诊断为急性腹泻。治以梨苓沙鱼汤。疗效可观，一剂而愈。

# 十二、痢疾

痢疾是夏秋季节流行的常见病之一。多因吃了不清洁的食物或过食生冷所致。本病是以腹痛、里急后重、痢下赤白、脓血为特征。治疗多从湿热痢、虚寒痢论治。

（一）湿热痢（包括菌痢）

诊绝要点：腹痛，里急后重，肛门灼热，下痢红白相杂，次数多而量少，小便黄少，苔微黄而腻，脉滑数。

病机：湿热壅阻肠中，气血被阻，传导

**43**

1949

新　中　国
地 方 中 草 药
文　献　研　究
(1949—1979年)

1979

失职。

治法：清热利湿，调气行血。

处方：芩苋梨通汤

药物：刺黄芩四钱　马齿苋五钱（生用一两）　刺梨根六钱　香通三钱　马鞭草四钱　鱼秋串四钱　白头翁三钱　水煎服

随症加药：身热者加银花藤、侧耳根；小便短赤者加车前草、木通；腹胀甚者加乌白根、野南荞、萝卜头；腹痛甚者加青藤香、见血飞；口渴者加葛根、天花粉；脓液多者加血母、地榆、仙鹤草。

（二）虚寒痢

诊断要点：下痢稀薄，白色粘液，腹隐痛，食少神疲，四肢不温，腰痠怕冷，舌淡少华，脉沉细而弱。

病机治法：脾肾阳虚，治宜温补脾肾。

处方：金夜糯鸡汤

44

药物：金樱子五钱　夜关门五钱　糯米草根五钱　鸡屎藤五钱　娃娃拳五钱　隔山撬四钱　矮桐子五钱　刺梨根五钱　水煎服

临床体会：我队用芩苋梨通汤加减治疗湿热痢三例，效果比较满意。如防保站一女职工刘××，七〇年八月三日晚突然腹痛腹泻，至次晨已泻十余次，且里急后重，粪便中伴有脓血粘液。经化验诊断为菌痢。用本方治之，一剂病情稳定，再剂腹泻次数和粘液减少，腹痛减轻，三剂全愈。又如城关五段贫民熊××，男，5岁。十一月二日初诊：腹痛屙血月余，曾服中西药未效现症每日腹泻2－6次，伴有粘、脓液，大便量少，腹痛时作，鼻孔红，舌黄，脉沉数。诊断为湿热痢。用本方加减治之，一剂大便次数减少，腹痛缓解，二剂更松，三剂腹已不痛，腹泻每日二次，仍伴有少量脓液，四剂

**45**

1949

新 中 国
地方中草药
文 献 研 究
(1949—1979年)

1979

膿液更少，六剂全愈。

## 十三、肺結核

肺結核，古称肺癆。它是一种具有傳染性的慢性虛弱疾患。本病以身体逐渐消瘦，症見咳嗽、咳血、潮热、盗汗等为特征。致病机理是体質虛，气血不足，癆虫（結核桿菌）傳染所致。在整个疾病演变过程中，多呈陰虛火旺症型。在治疗上应以养陰清火，扶正杀虫为基本原則。

診断要點：

1.一般有疲乏，消瘦，盗汗，食欲不好，下午發热，面頰潮紅，或手足心烧等全身症狀。

2.伴有咳嗽，咯痰，咯血，气紧或胸痛等症。

46

3.病重者常有持续性发热或午后发烧，早晨体温降至正常。

4.经胸部透视或照片就能进一步确诊。

病机：本病的病变部位：其始为痨虫蚀肺，耗伤气阴；继则肺、肾同病兼及心肝阴虚火旺；终则阴损及阳，元气耗损。但终以阴虚为其特点。

治则：宜滋阴清火，扶正杀虫。

处方：灵芝白玉汤

药物：石灵芝五钱　白芨六钱　玉竹参四钱　岩白菜六钱　野白菖五钱　地麦冬四钱　百部五钱　蓝布阵四钱　水煎服

我队拟定本方为治疗肺结核基本处方，随症加药：

咳嗽甚者加矮茶风、观音草；

咳痰甚者加金佛草、枇杷叶、苦竹茹；

咯血者加仙鹤草、白茅根、旱莲草、藕节；

**47**

1949
新 中 国
地方中草药
文 献 研 究
(1949—1979年)
1979

午后潮热甚者加狗地芽根、何首乌、刺黄芩、青蒿；

头昏耳鸣，腰痠膝软者加冬青子、昏鸣头、响铃草、野菊花；虚烦失眠者加辰砂草、夜交藤、鸡屎藤；

盗汗甚者加乌梅、大枣、桑叶、浮小麦；

食欲不好者加刺梨根、野南荞、萝卜头；

胸胁胀痛者加柴胡、翻天印、鸡眼草；

病久阴损及阳而致腰膝冷软，或阳痿、遗精者加淫羊藿、界血莲、香巴戟、仙茅、鸡肾草。

临床体会：本病症情复杂。我队运用本方随症加药治疗肺结核病人26例，改善症状的效果良好。如城关一段儿童肺结核病人付×，长期盗汗，每晚湿透衣服。用本方加乌梅、大枣、桑叶、浮麦，二剂而汗减少，五剂盗汗全愈，七剂体况渐好。又如宋××，

48

男，县供销社职工。七〇年十月五日初诊：去年十月经胸部透视，确诊为为肺结核。现症，体况很差，面黄少华，食欲不振，夜间低烧，失眠，胸紧，咳嗽痰多，脉细数，舌红少苔。用本方随症加减，并用岩白菜四两煨猪肉半斤吃。先后服本方十余剂，岩白菜8斤，临床症状大为改善，体况大有恢复。

目前，我队制药厂生产的灵芝白玉丸，即本方加马兜铃，为末蜜丸，每粒三钱，日服三粒。已经有十四名患者服用此丸，有满意效果，且服用方便，价格低廉。如河南省内黄县一肺结核患者白××，男，33岁，来队探亲，经县人民医院检查，六型结核，有空洞，介绍来我队治疗。自述患肺结核已三年，有大咯血三次，长期服异菸肼，注射链霉素，花去数百元。疗效不显。近来咳嗽，气促，头昏，形体消瘦，神疲力乏，面色少

1949

新 中 国
地 方 中 草 药
文 献 研 究
(1949—1979年)

1979

华，脉細弱，苔白古紅。服用本丸，兼外感咳嗽甚时加服金觀尋芩丸。服后症狀減軋，体况渐好，在治疗过程中有痰中带血。加用白茅根、仙鶴草、旱蓮草煎湯呑服，痰血很快消失，患者很感滿意。

## 十四、肺癰

肺癰，指肺部形成膿膛，以咳則胸痛，吐痰腥臭，甚則咳吐膿血为其特征。本病發生的原因，多为外感風热，熏蒸于肺，蓄热内蒸，肺受热灼，气失肅降，热壅血瘀，郁結而成。

診断要點：

1. 初期：咳嗽，胸痛，咳則痛甚，呼吸不利，痰粘量少，口燥，惡寒發热，舌苔薄黄，脉浮滑而数。

2. 成膿期：咳吐膿血，或如米粥，腥臭

50

異常，胸中煩滿而痛，甚則喘不能卧，面赤身热，煩渴喜飲，苔黄膩，舌紅，脈滑数。

治法与方藥：初期宜清热解毒，宣肺止咳，用銀芩桑蘆湯去車前草、魚秋串，加側耳根、雞眼草治之。成膿期宜用瓜仁三鲜湯（冬瓜仁五錢　鮮蘆根一兩　鮮茅根一兩　鮮側耳根一兩　銀花藤一兩　刺黄芩五錢）治之。

临床体会，我队治疗成膿期的肺癰患者3例，用瓜仁三鲜湯，效果良好。如德躍公社十二岁的貧农女孩趙××，患肺癰已月余。現症咳吐膿痰，腥臭異常，發燒胸痛，咳时痛甚，面白无华，消瘦苦悶，舌質紅，苔微黄，脈浮数。治以瓜仁三鲜湯，二剂后膿痰減少，發燒減輕（白天完全不吐膿痰，不發燒，仅夜間低烧），食欲增加，精神漸

1949

新 中 国
地 方 中 草 药
文 献 研 究
(1949—1979年)

1979

好。原方服三剂愈。

## 十五、水腫

体内水液猪留,泛滥肌膚,引起头面、目窠、四肢、腹部,甚至全身浮腫者,称为水腫。由風邪侵襲,雨湿侵淫,飲食不节而腫者,証以眼瞼先腫,逐遍全身,腫势较剧,兼表証,称为陽水;劳倦內伤,房室过度,脾腎亏损,証見下肢脚踝先腫,逐渐上延,反复發作,伴面白神疲,腰痛,脉弱等为陰水。

（一）陽水（全身水腫）

診断要點:目瞼浮腫,漫延全身,咳嗽,心累,發热,恶寒,四肢关节疼痛,小便短少。偏热者,口渴,舌红苔黄,脉浮数,偏寒者,口不渴,舌苔薄白,胸浮紧。

病机:水湿侵襲肌表,膀胱气化失常。

治則:祛邪解表,通利水道

**52**

处方：商苏通水汤

药物：商陆五钱　紫苏叶三钱　通草三钱　水皂角四钱　鱼秋串四钱　隔山撬五钱　尿珠根五钱　煎水服。

偏热者加白茅根，海金沙藤。

偏寒者加翻天印，香巴茅。

（二）阴水（下半身水肿）

诊断要点：面浮，腰以下肿甚，按之凹陷久不恢复，脘闷食减，面色苍黄，下肢厥冷，腰濡痛，小便少，舌淡苔白，脉弦细两尺弱，常伴关节疼痛，麻木。

病机：脾肾阳虚，运化失职。温补脾肾为治。

处方：香巴岩精汤

药物：香巴戟五钱　巴岩姜五钱　岩白菜五钱　黄精四钱　水皂角四钱　羿血莲五钱　淫羊藿五钱　娃娃拳五钱　土茯苓一两

1949
新 中 国
地 方 中 草 药
文 献 研 究
(1949—1979年)
1979

大棗十枚

随症加藥：气虚者加糯米草根，雞屎藤；挾湿者加土藿香，苏叶；关节麻木疼痛加見血飞，刺三甲。

临床体会：我队治疗20余例水腫病人，均是反复發作的陰水，屬于慢性腎炎水腫和風心病水腫之类，对改善临床症状，有一定的疗效。如彰德公社联合五队貧农社員孔××，男55岁，患水腫，反复發作已半年多。現症，半身以下腫，陰莖腫焦痛，腹痛，小便墜脹，头昏，畏寒，踝膝关节疼痛，苔白脈沉弦，用香巴岩精湯加減，自10月13日起至11月3脾服藥八剂，基本上腫清痛止。續服壯陽补脾腎之藥，以巩固疗效。

# 十六，虛劳

虛劳是由脏腑亏損，元气虛弱所致的多

种慢性疾病的总称。多因禀赋不足，后天失调，病久失养，积劳内伤，渐至元气亏耗，久虚不复而表现为各种虚损証候。本証以气血阴阳分型，五脏辨証。我队治疗肾虚者多，故仅遮肾虚辨証。

（一）肾阴虚

诊断要點：遗精腰瘦，咽痛微红，潮热盗汗，头昏耳鸣，两足瘦軟，舌絳少津，脈細数，或弦劲不和。

病机：肾阴亏損，虚火上浮。

治則：滋阴降火

处方：冬乌難脂湯

藥物：冬青子一两　何首乌五錢　難屎藤六錢　烟脂花头四錢　岩白菜六錢　黄精五錢　玉竹参五錢　狗地芽根五錢　水煎服

（二）肾阳虚

诊断要點：惡寒肢冷，五更瀉，下利清

1949
新中国
地方中草药
文献研究
(1949—1979年)
1979

谷，腰膝痠痛，遗精阳痿，多尿或不禁，脉沉迟，舌质淡，苔白，或舌体胖而有齿痕，甚者伴心慌，心悸，咳喘等症。

病机：肾阳虚衰，累及肺心。

治则：温补肾阳

处方：界羊参戟汤

药物：界血莲五钱　淫羊藿五钱　泡参一两　香巴戟五钱　巴岩姜五钱　娃娃拳五钱　向日葵朵五钱　鸡屎藤五钱　水煎服

临床体会：我队治疗本病23例，多类似风心病、慢性肾炎和慢性肾盂肾炎等反复发作之疾患，运用上述两方随症加减，多能改善临床症状。例如城关六段贫民钟××，男，17岁，患风心病数年。现症：心悸，心累，全身关节疼痛，不能行走，小便频数，尿少，颈静脉露张，口唇发绀，脉沉迟，舌淡苔白，由患者家属搀来就诊。诊断为肾阳亏

56

损，虚热上浮，寒湿痹结。用养华参戟汤加减治之。三剂后，患者能自己走来就诊，但中途要休息数次，又服三剂，咳累减轻，再服四剂，关节痛减轻。先后服本方加减（从10月17-11月20）18剂，症状大有改善。

## 十七、眩晕

眩是眼花，晕是头旋转不定，为临床上病人的一种自觉症状。高血压多有此症状，同时伴有头痛，耳鸣，四肢麻木，心悸胸闷，疲倦，失眠等。临床常见多为肝阳上扰，肾精不足两型。

（一）肝阳上扰

诊断要点：：眩晕每因烦劳或恼怒而增剧，时觉热气上冲，面潮红，急燥易怒，少寐多梦，口苦，舌红，苔黄，脉弦数。

病机：肾阴亏损，肝阳上亢。

**57**

1949
新 中 国
地 方 中 草 药
文 献 研 究
(1949—1979年)
1979

治则：滋补肾阴，平肝泻热。

处方：勾鸟夏苓汤（方見头痛）

（二）肾精不足

诊断要點：眩晕而見精神萎靡，記忆力减退，腰酸膝軟，遺精耳鳴。偏于陽虚者，四肢不温，舌質淡，脈沉細。偏于陰虚者，五心煩热，舌質紅，脈弦細。

病机：肾精亏損，髓海空虚。

治则：偏于陽虚者，补肾助陽；偏于陰虚的，宜补肾益陰。

处方：矮桐益精湯

藥物：矮桐子五錢　益母草五錢　黄精五錢　鈎藤五錢　青葙草三錢　岩白菜五錢　地地菜五錢　水煎服

随症加藥：偏于陽虚者加淫羊藿、养血蓮；偏于陰虚者加何首鳥、冬青子、旱蓮草；气血虚者加米砂蓮、糯米草、雞屎藤；失眠

58

者加夜交藤、辰砂草；痰湿中阻加刺梨根、土藿香；热气上冲，头痛口苦者加龙胆草、土牛膝根、野菊花。

临床体会：此病系一慢性病，有的比较顽固。我队治疗19例，对改善临床症状有效。配合新针疗效更好。附病例二则：

【例一】城关综合厂女工周××，28岁。患头昏眼花、心悸已三年。现症头昏，时觉有热气上冲，面赤，情绪急燥，舌红苔薄，脉弦数。诊断为肝阳上扰，用钩乌夏芩汤加胆草，连服三剂，头昏面赤已松，热气上冲减轻。

【例二】张××，男，42岁，土产经理部职工。长期患肾型高血压，高度近视。现症头昏，易怒，咳吐泡沫痰，牙龈出血，左手足麻木，出汗，舌红苔少，脉弦数。诊断为肝阳上亢，肾精亏损。钩乌夏芩和矮桐益精两方交替运用，随症加药，同时配以新针

1949

新　中　国
地 方 中 草 药
文　献　研　究
(1949—1979年)

1979

治疗，先后服药十余剂，针刺二十余次，临床症状大为改善，血压也有所下降。

## 十八、惊悸、怔忡

惊悸怔忡是指病人自觉心动撞疾，心慌不安，甚至不能自主的一种症候。心脏病人常有这种症状出现。本症的形成，以气血不足，心脾肾虚和痹郁阻络或受外惊等所致。

我队本着补益气血，镇惊安神为法，拟制金岩奶鸡汤（金针根五钱　岩白菜六钱奶浆藤六钱　鸡尿藤六钱）为基本方剂，根据病情，随症加药：

心血不足：症见心悸不安，面色不华，头晕目弦，舌质淡红，脉象细弱，用本方加朱砂连，水当归，糯米草根；

心神不宁：症见心悸，善惊易怒，坐卧不安，多梦易醒，饮食少思，脉小数或虚

60

弦，舌苔如常。本方加夜交藤，辰砂草，合欢花；

陰虛火旺：症見心悸不安，心煩少寐，头目昏眩，耳鳴，舌質紅，脈細数，本方加何首烏，地麦冬，刺黄芩；

心腎陽虛：心悸头暈，胸脹痞悶，神疲乏力，肢冷形寒，苔白，脈細弱，本方加养血連，淫羊藿之类；

脈絡瘀阻：心慌，心悸四肢关节麻木，疼痛，遇冷痛甚，心悸加剧，反复發作，脈沉細而澀，本方加見血飞，翻天印，鋸鋸藤，石南藤。

臨床体会：此病为慢性疾患，需長期治疗，我队治疗此症20余例，收到一定效果。还可用岩白菜二兩 黄精一兩頓肉吃，配合使用其效更佳。例如，雷××，女，48岁，械关牛肉館职工，長期头昏、心悸。近来头

1949

新 中 国
地 方 中 草 药
文 献 研 究
(1949—1979年)

1979

昏、心悸加重，少气懒言，时耳鸣重听，面苍白无华，苔白薄，脉沉细，诊断心脾衰弱，本方加野白苕、玉竹参，另称岩白菜四两 黄精二两分两次顿猪肉吃，服二剂后病已松减。尚在治疗中。

## 十九、失眠

失眠，又称不寐，是一种經常不易入睡为特征的症候。其症情不一：有初就寝即难以入寐的；有寐而易醒，醒后不能再入寐的；有时寐时醒，不能熟睡，甚至彻夜不寐的。本症的原因，主要是内脏功能失調而致心神不宁。其治法应以調整机体内脏功能养心安神为主。我队拟制夜雞辰合湯（夜交藤六錢 雞屎藤六錢 辰砂草四錢 合欢花三錢 水煎服）为基本方剂，随症加藥：

心脾血亏：多夢易醒，心悸健忘，体倦

62

神疲，飲食无味，面色少华，舌淡苔薄，脈象細弱，本方加岩白菜、糯米草根、朱砂蓮、黄精；

陰虛火旺：心煩不寐，头昏耳鳴，口干津少，五心煩热，舌質紅，或夢遺，健忘，心悸，腰痠等，本方加水黄蓮、地麦冬、何首烏；

心胆气虛：

心悸多夢，时易惊醒，舌色淡，脈弦細，本方加苦竹胡、金針根。

临床体会：此症多在神經衰弱中出现，常伴有头昏、健忘、心悸、耳鳴等症，用本方灵活加藥，治疗十二例，效果良好。

## 二十、遺精

遺精有夢遺与滑精之分：有夢遺精的叶夢遺；无夢遺精或見色而精自滑出者叶滑精。其实夢遺与滑精皆为失精之病，症候不同，

63

1949

新　中　国
地 方 中 草 药
文 献 研 究
(1949—1979年)

1979

其病因则一。一般成年男子，未婚或婚后久旷，偶有遗精，次日并无不适感觉，这是生理现象，不作遗精论。

诊断要点：成年男子，每三、五天或一、二天遗精一次，或白天精自滑出，伴有头昏不适，精神萎靡，心跳气短，腰酸腿软，消瘦自汗，面色少华，不能熟睡者，即可诊断为遗精。

病因病机：**本病多因肾虚不能固摄，君相火旺，或湿热下注，扰动精室所致。**

治则：补肾养心，清化湿热。

处方：金精夜关汤

药物：金樱子六钱　黄精六钱　夜关门六钱　水煎服

我队以本方为基本处方，治疗遗精，随症加药：

心肾不交：症见梦中遗精，次日头昏且

**64**

晕，心悸，神疲，小便短黄，而有热感，舌质红，脉细数，**本方加辰砂草，刺黄芩，水灯心**；

肾阴虚：症见，遗精，头昏目眩，耳鸣腰痠，神疲形瘦，舌红少津，脉弦细而数，本方加何首乌，冬青子，八月瓜；

肾阳虚：症见，滑精频作，面色㿠白，精神痿靡，舌质淡，苔白脉沉弱，本方加仙茅，鹿衔叶，养血莲；

湿热下注：症见，遗精频作，口干苦，小便赤热，苔黄腻，脉濡数，本方加赤土苓、车前草、龙胆草、木通。

## 二十一、阳痿

阳痿是阴茎不能勃起，或同房时举而不坚的一种疾患，性神经衰弱的表现。本病发

**65**

1949
新　中　国
地方中草药
文　献　研　究
(1949—1979年)
1979

生的原因，多由少年手淫，縱慾过度，使命門火衰；或因湿热下注，宗筋弛縱而引起。

診治要點：

（一）命門火衰的陽痿，必伴有头昏耳鳴，腰酸膝軟神疲面白，苔白薄，脈沉迟。治宜壯陽补腎，用淫羊养血湯治之。即用：

淫羊藿一兩　养血蓮一兩　岩白菜二兩　仙芽五錢，燉猪肉半斤，或童子雞一个吃，每周二次，十次为一疗程。

（二）湿热下注的陽痿：必見小便赤热，腰膝痠痛，精神不好，苔黄膩，或白膩，脈濡数。治宜清化湿热，用苓芩烏金湯治之：赤茯苓一兩　刺黄芩四錢　何首烏五錢　金櫻子五錢　土牛膝五錢　車前草三錢　續断四錢　水煎服

临床体会：我队治疗遗精陽痿9例，有一定疗效。如周××患命門火衰，陽物完全

不能举。服淫羊莽血湯四剂后，陽物能举，尚不持久。

## 二十二、脱肛

脱肛是指直腸脱出的一种疾患。輕者仅在解便时脱出，便后收回或用外力即可复进；重者平时也可脱出。本病多因痔核反复脱出，或分娩过多，或習慣性便秘，或長期腹漓引起。常见于体虚的小儿和老年人。

診断要點：本病診断較簡單，此乃气虚則下陷，治疗应以补益中气为原则。可用糯米升雞湯加石榴皮（方见头痛）治之。若夾湿热者，直腸脱出紅腫，流粘液，則加刺黄芩、地榆、銀花藤、槐花。

## 二十三、便血

凡血从大便而下，在大便前后下血，或

**67**

1949

新 中 国
地 方 中 草 药
文 献 研 究
(1949—1979年)

1979

單純下血，或便中伴血，統稱为便血。本病多因痔瘡和脾不統血所致。

（一）脾不統血

診斷要點：下血紫暗，或先便后血，或便中隱血，腹部隱痛，面色无华，神疲懶言，便溏，舌淡，脈細弱。

病机：脾陽虛衰，不能統攝血夜。

治則：补脾攝血。

处方：糯雞二野湯

藥物：糯米草根五錢　雞屎藤五錢　野白苣五錢　野南蕎五錢　仙鶴草三錢　炒地榆五錢　鋸鋸藤三錢　水煎服

（二）痔瘡便血

診斷要點：肛門內外長痔核，大便时摩擦出血，其血點滴而下，肛門灼痛，或直腸脱出。

病机：湿热下注，瘀阻腸絡。

68

治则：清热，利湿，行瘀。

处方：地仙银芩汤

药物：地榆五钱　仙鹤草五钱　银花藤五钱　刺黄芩五钱　刺梨根五钱　无花果一两　柳叶菜四钱　水煎服

临床体会：我队治疗脱肛7例，便血20余例，均收效满意。如中城区社职工邱××，男，40岁，患脾不统血，常解乌黑色大便，已三月余。现症经常便内有隐血，粪便乌黑不成条，头昏，睡眠不好，心悸，食慾不振，面色苍白无华，苔薄白，脉虚无力，用糯鸡二野汤加味治之，三剂后，大便颜色转浅，饮食精神渐好，先后服药九剂，效果满意。又如城关跃进二队中农社员江××，女57岁，患痔瘰已十二年，常直肠脱出、便血，近来较甚，脉舌如常。用地仙银芩汤加侧耳根、千里光治之，二剂而直肠脱出已收回，便血减少。

1949

新 中 国
地 方 中 草 药
文 献 研 究
(1949—1979年)

1979

# 二十四、便秘

便秘为大便秘結不通，排便时間延長，或欲大便而困难不暢的一种病症。本病多因燥热内結，津液不足，或身体衰弱、气血亏損所致。临床分热秘、虛秘两型。

（一）热秘：大便数日不解，面赤發热，唇瘡口臭，胸腹痞滿，小便黄赤，苔黄燥，脈滑数。

病机：热結陽明，燥伤津液。

治則：瀉热潤燥。

处方：苦蕎牛耳湯

藥物：苦蕎头五錢　牛耳大黄五錢　刺黄芩四錢　地麦冬四錢　馬鞭草三錢　猪鼻孔五錢　刺梨根五錢　烏白根三錢　煎水服

（二）虛秘：临床表現：面色蒼白，心

**70**

悸气短，时有便意，临厕努挣乏力，大便稀软，便后出汗，疲乏，舌淡嫩，脉虚细。

病机：气虚肠燥。

治则：补气润肠。

处方：参蜜乌仁汤

药物：玉竹参五钱　蜂蜜一两　生何首乌五钱　冬瓜仁五钱　刺梨根五钱　糯米草根五钱　鸡屎藤五钱　煎水服

临床体会：我队治疗 9 例便秘患者，疗效好。

## 二十五、五淋

凡小便频数短涩，淋漓刺痛，欲出未尽，小腹拘急，痛及脐中，尿道不利者称为淋病。根据临床表现分为石淋、气淋、血淋、膏淋、劳淋五种，故称为五淋。本病多因七情郁结，肾虚及脾，膀胱湿热所致。

**71**

1949
新　中　国
地 方 中 草 药
文 献 研 究
(1949—1979年)
1979

（一）石淋（西医称为結石，包括腎、膀胱、尿道）。

診斷要點：尿中夾砂石，小便难，色黄赤而混濁，时或突然阻塞．尿来中断，或小便刺痛窘迫难忍，或腰痛、小腹痛难忍，甚或尿中帶血，舌色如常，脈或弦数。

病机：湿热壅积，砂石阻塞。

治則：清热利湿，排石通淋。

处方：金錢八正散

藥物：金錢草五錢　七星鳳尾五錢　海金沙藤四錢　扁蓄四錢　車前草四錢　赤伏苓四錢　石葦四錢　牛耳大黄三錢

（二）血淋

診斷要點：尿血紅紫，或如絲如条，疼痛滿急，小便时热，淋澀刺痛，苔薄黄，脈数有力。

病机：膀胱蓄热，迫血下行。

72

治则：清热、涼血。

处方：茅罹仙麦汤

药物：白茅根一两　刺罹卜五钱　仙鹤草五钱　瞿麦四钱　木通四钱　土黄芩五钱　鉄灯心四钱　扁蓄四钱

（三）乞淋（略）

（四）膏淋

诊断要点：小便疼痛淋涩，时时欲解，尿色黄赤，有时小便如膏脂，或口苦，苔黄，脉数。

病机：湿热下注，壅结膀胱。

治则：清热利湿。

处方：石海马车汤

药物：石苇五钱　海金沙藤五钱　马鞭草四钱　车前草四钱　胆草三钱　赤茯苓一两　水煎服

（五）劳淋（包括肾盂肾炎）

73

1949

新 中 国
地方中草药
文 献 研 究
(1949—1979年)

1979

　　診斷要點：小便淋漓不已，时止时作，遇劳則發，腰痠痛，时有尿血，下肢微腫，面白神疲，脈多虛弱。

　　病机：脾腎兩虛。

　　治則：补腎益脾。

　　处方：雞血益桑湯

　　藥物：雞屎藤六錢　羾血蓮五錢　益母草四錢　桑寄生五錢　娃娃拳五錢　刺梨根五錢　豬粽草四錢　白茅根六錢　煎水服腎陽虛者加淫羊藿、香巴戟；腎陰虛者加何首烏、旱蓮草之类；乞虛者加奶漿藤、泡參之类。

　　临床体会：我队治疗本病30例，疗效較好。附病例說明：城关六段3岁半的男孩子李××，長期来，小便时痛，尿血，时好时發，經照片診断，为膀胱結石0·7－1厘米，椭图形密影，边界清楚，近来小便淋澀疼痛，尿液排不出，陰莖及睪丸部压痛，舌紅，

**74**

苔白，诊断为石淋，用金钱八正散二剂后，小便已能解，但不通畅。再服二剂，小便通利。须续服药，排尽结石。

【例二】中城区社职工游××，男，37岁，患血淋：血尿、尿频尿急已一周。现小腹满痛，舌红苔腻，脉濡数。此为热结膀胱，迫血下行，用茅蘸仙麦汤加刺黄芩，连服三剂而愈。

【例三】城关缝纫社女职工颜××，患湿热下注膀胱，症见小便灼热，淋漓不尽，便色黄，午后较甚，头昏身濡，精神不振，脉濡数，舌红苔白腻。用石海马车汤治之。一剂好转，二剂大松，三剂灼热全无，小便通畅。

## 二十六、遗尿

遗尿是指小便不能控制而自行排出的一

1949
新中国
地方中草药
文献研究
(1949—1979年)
1979

种症状而言。临床上有两种情况，一是小便失禁。多见于老年体虚者。一是睡中遗尿，多见于小儿或未成熟的青少年。本病多因心脾肾虚，膀胱约束无权所致。治宜补益心脾本病诊断较简单，我队拟定金夜香鸡汤（金樱子五钱　夜关门五钱　香巴戟五钱　鸡屎藤一两　养血莲五钱　糯米草根四钱　巴岩姜四钱　水煎服）和金玉蜘蛛饮（金樱子一两　玉竹参二两　蜘蛛香五钱　爆猪脬一个服）治疗遗尿，效果良好。

临床体会：我队治疗遗尿数例，选用上两方，或配针刺疗效更佳。例如成都市一女学生陈××，16岁，来古蔺採茱，自幼遗尿，每晚都遗。天气寒冷，夜尿三、四次之多，白天尿频（月经已来，正常），面苍白，浮胖，脉沉细。诊断为肾阳虚之遗尿。治以金夜香鸡汤，服二剂无变化，服四剂后

**76**

夜尿次数减少，每夜最多两次，服六剂更为好转，并针刺肾俞、关元、三阴交，温针更妙。因病人返家，检药数剂回去，巩固疗效。

## 二十七、消渴

消渴（包括糖尿病），本病以饮多，食多，小便多，肌肉消瘦为特点。多因醇酒厚味，五志过极，郁而化火，或恣情纵慾，肾精亏损，而使阴虚燥热所致。临床上分上、中、下三消论治：

（一）上消

诊断要点：烦渴多饮，口干舌燥，小便频数，舌边尖红，苔黄，脉洪数。

病机：胃火熏灼，肺阴耗伤。

治则：清热泻火，生津止渴。

处方：粉葛二黄汤

**77**

1949
新 中 国
地 方 中 草 药
文 献 研 究
(1949—1979年)
1979

天花粉一两　粉葛一两　牛耳大黄五钱
水黄莲三钱　水煎服

（二）中消（甲亢多有此症）

诊断要点：消谷善饥，形体消瘦，大便
秘结，舌苔黄燥，脉象滑实有力。

病机：阳明燥热，耗伤津液。

治则：清泻胃火，佐以养阴。

处方：粉葛二黄汤加刺黄芩、土牛膝、
地麦冬、玉竹参。

（三）下消

诊断要点：阴虚者，小便频数量多，尿
如膏脂，或尿甜，口干舌红，脉沉细而数；
阴阳两虚者——小便量多如膏脂，或饮一溲
一，面色黧黑，阳痿，耳轮焦干，舌淡苔
白，脉沉细无力。

病机：肾精亏损，摄纳不固。

治则：补肾滋阴或温阳。

**78**

处方：冬鸟难胭汤（方见虚劳）加金樱子、夜关门、桑螵蛸。

临床体会：本症虽有上、中、下三消之分，肺热、胃热、肾虚之别，实际上三多一少的症状常常同时出现，仅表现为轻重程度不同而已。本病除药用治疗外，务使虚者精神安静，情绪乐观，更应节制饮食，不可过飢过飽。治治疗上是比较困难的，中西药都不很理想。我队运用上方治疗消渴多例，似能改善临床症状，但远期疗效如何尚待观察。

附病例一则如下：

【例】罗××，女，27岁，贫农，城关玉龙五队社员，从1968年冬天起，爱吃冷水，有时一天吃一桶多，小便多，食欲亢进，但肌肉消瘦。现症，每日饮水两温瓶（约十余斤）腹胀痛，大便如羊屎，头昏，面白无华，身体消瘦，舌红无苔，月经二月余未行。診断消渴病。用粉葛二黄湯治之。二剂后，渴飲減，大便已不干燥，月經已来，舌上有薄苔。但早晨食慾不振，头昏心煩，四肢作痛。原方加味再治，尚在观察中。

## 二十八、癇症

癇症又称癲癇。俗称“羊癇風”、“母猪風”。其临床特征为突然昏倒，不省人事，兩目上視，口吐涎沫，或發出如猪羊叫的声音，数分鐘后苏醒，醒后一如常人。發病原因除先天帶来外，或因幼时抽風遺留。發病时間不一。有几天或一月，也有几月或几年發一次的。

临床表現：本病發作时，先觉眩暈头痛，脘悶欠伸，旋即昏倒，不省人事，面色蒼白，兩目上視，手脚抽搐，口吐涎沫，或發作如猪羊声，或二便失禁。不久，渐渐苏醒。醒后除疲倦、头昏、心烦外，飲食起居如常，苔白膩，脈弦滑。

病机：風痰上逆，蒙閉清窍。

治則：豁痰开窍，息風定痫。

处方：石辰苏竹醒腦湯

藥物：石菖蒲三錢　辰砂草四錢　紫苏根五錢　苦竹茹四錢　鈎藤五錢　野南蕎五錢　糯米草根六錢　藍布裙五錢　水煎服

發作后証治：發作后，精神姜靡，面色不华，头昏心悸，食少痰多，腰瘦肢軟，苔白，脈細滑。

病机：肝腎虚，脾陽不振。

治則：补益肝脾腎，除湿化痰。

雞血益桑湯（見五淋）加土茯苓、石菖蒲、金錢相、毛鸡头。

临床体会：本病系頑固疾患。我队治疗

1949
新 中 国
地方中草药
文 献 研 究
(1949—1979年)
1979

六例，有初步疗效。附病例一则如下：

【例】陈××，女，18岁，贫农，玉田公社胜利大队人。于1968年10月患痫症，十多天发一次。后来一月或十多天发一次。发作后头昏，表情沉默，面色苍白，体质肥胖，苔黄腻，脉沉滑。最近十天内发作三次。治以石菖苏竹醒脑汤加排风藤，并配合新针疗法。三剂后，发作时间推迟，昏倒时间缩短。先后服本方加减十剂。因病人回家，开下方带回服用，尚在观察中。

附凡石朱磁散

生白凡半斤　朱矽一两（水飞）　磁石一两（煅）研为细末，每次服六分。第一个月每天服三次，第二个月每天服二次，第三个月每天服一次。

**82**

# 第二部份　妇科病

## 一、痛經

痛經主要是在經来前后或經行期間，下腹部疼痛的一种妇科常見病。

診断要點：妇女在行經前后或正在經期，小腹及腰部疼痛，甚至剧痛难忍，随着月經周期持續發作，称为"痛經"，又叫"經行腹痛"。如果仅感小腹或腰部輕微脹痛不适，这是常有現象，不作痛經論。

病机：本病系因情緒不好，受寒或气血虚弱引起，但其主要机理为气血运行不暢。

治則：通調气血。

处方：本病在临床上常分气滞血瘀、寒湿凝滞、气血虚弱、肝腎亏損等類型論治。我队拟定益母調經湯为基本处方，根据症情

1949
新　中　国
地方中草药
文　献　研　究
(1949—1979年)
1979

适当加药。

处方：益母調經湯

藥物：益母草五錢　血母五錢　大血藤五錢　王不留行三錢　香附四錢　水煎服

气滯血瘀：症見少腹刺痛拒按，或引少腹兩側或胸脅乳房脹痛，經量少而不暢，色黑有血塊，舌紅，脈沉澀者加柴胡、澤蘭、紅牛膝。

寒湿凝滞：症見少腹疼痛，喜热熨，經色黑如豆汁，腰痠背冷，神疲乏力，苔白潤，脈沉迟者加淫羊藿、干姜、吳芋。

气血虛弱：症見小腹綿綿作痛，得按則減，面色少神，經色淡而量少，舌質淡，苔薄，脈虛細者加：糯米草根、娃娃拳、奶漿藤、黃精。

肝腎亏損：症見色淡量少，行經小腹作痛，腰部痠脹，舌淡紅，苔薄，脈細沉者加

**84**

香巴戟、雞腎草、淫羊藿。

体会：我队运用上述方剂治疗痛經病人10例，均有一定效果。患者駱××，女，19岁，貧农，城关火星一队。每在月經前后，小腹和腰部疼痛已半年。这次經后腰腹剧痛已一天，脈沉細，苦黄。用上方加見血飞、翻天印。服后疼痛大減。兩剂藥即全愈。

## 二、經期錯乱

正常的月經是一月一次。如果經期提前七日以上或一月来兩次的，叫月經先期；經期超后七天以上或延至四、五十天来一次的叫月經后期；經期或前或后的叫月經先后无定期。这三种情况，都叫經期錯乱。

病机：本病多因肝气不舒，或身体衰弱，导致冲、任不調所致。

一、月經先期

**85**

1949

新　中　国
地方中草药
文　献　研　究
(1949—1979年)

1979

診斷要點：

1、月經提前，量多，色深紅或紫黑，心胸煩悶，苔黃薄，脈滑数，为实热証。

2、經来量少，色紅稠粘，兩顴紅赤，手心灼热，苔微黃而干，脈細数。为陰虚血热証。

3、月經提前，色紅或紫，量或少或多，或夾瘀鬼，乳房、胸脅、小腹，有脹痛感，煩燥易怒，脈弦数，为肝郁化热症。

4、月經超前，量多，色淡，質清稀，神疲气少，小腹有空壁感，舌淡苔薄，脈虚大无力，为气虚証。

治則：以清热涼血为主，佐以养陰疏肝和血补气。

处方：蒿何清經湯

藥物：青蒿三錢　何首烏五錢　益母草五錢　地骨皮五錢　鋸鋸藤四錢　刺黄芩五

86

鑊　水煎服

气虚者加雞屎藤、糯米草根、娃娃拳、泡参。

肝郁化热加柴胡、香附、烏泡根

陰虚血热者加旱蓮草、地麦冬、小薊。

二、月經后期

病机：多因身体衰弱，感受外邪所致。临床上常分血寒、血虚、气滞。

診断要點：

1、經期延后，色暗紅而量少，小腹作痛有塊，肢冷畏寒，苔薄白，脉沉緊，屬实寒。

2、經期延后，色淡量少，質清稀，腹痛綿綿，腰瘦无力，头暈面白，舌淡，苔薄白，脉沉迟无力的，屬虚寒。

3、經行后期，量少色淡，小腹空痛，面色少华，眼花心悸，舌淡紅，少苔，脉虚細，屬血虚。

**87**

1949
新中国
地方中草药
文献研究
(1949—1979年)
1979

4、經期后退，色正常而量少，小腹服甚而痛，精神郁闷，胸痞不舒，苔薄黄，脉弦涩细，属气郁。

治則：以温經养血行血为主。

处方：归菜温經湯

藥物：水当归三錢　菜树根五錢　益母草五錢　香通三錢　續断三錢　月月开三錢水煎服

加减法：实寒者加吴于子、小茴、花椒根、翻天印；

虚寒者加香巴戟、淫羊藿、养血蓮；

血虚者加雞屎藤、血母、何首烏；

气滞者加柴胡、香附、鲜橘叶。

三、月經先后无定期

月經不按周期来潮，或先或后，称为"月經先后无定期"，或叫"月經愆期"。

病机：多由肝郁、腎虚而致气血不調，

88

冲、任功能紊乱，血海蓄溢失常。

诊断要点：

月经愆期：行而不畅，小腹、乳房胀痛，连结胸胁，脘闷不舒，精神郁闷，脉弦，苔正常，属肝郁。

2、月经愆期：量少色淡，头晕耳鸣，腰痠，小腹空坠，小便夜多，大便不实，舌淡苔薄，脉沉弱，属肾虚。

治则：调和冲任，疏肝补肾。

处方：双母定经汤

药物：血母五钱　益母草五钱　水当归三钱　大血藤四钱　红泽兰三钱

加减法：

肝郁者：加柴胡　香附　鲜橘叶

肾虚者：加养血莲　香巴戟　淫羊藿

体会：我队治疗月经错乱10例，采用上方获得良好效果。病例如下：

**89**

1949
新 中 国
地 方 中 草 药
文 献 研 究
(1949—1979年)
1979

【例一】阮××，女，28岁，城关二段居民。月經先期已六年，結婚三年未孕，每次来經量少，色黑，二十天左右来一次，鼻干，便秘，头昏痛，手心烧。月經期中脈細数，舌紅苔白薄。診断为月經先期。用萬何清經湯加雞屎藤、仙鶴草、柿树根。上藥服后头昏痛已減。前方再服二剂。后經随訪經期已正常。

【例二】曹××，女，44岁，財税局职工。月經紊乱已兩年。近三月来，經量多，腰脹痛、小腹右側掣痛。經瀘州医專診断为慢性宫頸炎。近来头昏痛，食慾不好，面白少华，消瘦、脈弦数，苔黄膩。我队診断为經期錯乱。用双母定經湯加減。服二剂后，睡眠好，小腹不掣痛；四剂而腰痛減輕；六剂后月經已来，腰部微痛。原方再服，效果滿意。

**90**

## 三、經量異常

月經周期不变，而排出經量超过正常或少于正常者，均称为月經量異常。本病多为冲任失守，血海不固，或营陰不足，血海空虚所引起。临床分为月經过多或过少論治。

一、月經过多

病机：主要为气虚，或血热所致。气虚则摄納失权，血热则迫血妄行。

診断要點：

气虚的月經过多，症見經量多，过期不止，色淡而清稀，面白·少气，懒言，怔忡怯冷，小腹空墜，肢軟，舌質淡紅，苔薄白而潤，脉虚弱。

血热的月經过多：症見經量多，过期不止，色深紅或紫而稠粘，兼有小血塊，腰腹腒痛，心煩口渴，面紅唇干，尿黄，舌質

91

1949

新 中 国
地方中草药
文 献 研 究
(1949—1979年)

1979

红，苔黄，脉滑数。

治则：补气清热，固冲摄血。

处方：乌母固經湯

藥物：何首乌五錢　血母五錢　益母草五錢　雞屎藤六錢　煎水服

气虚者加：糯米草根　黄精　娃娃拳野白苔

血热者加：刺蘿卜　刺黄芩　棕树子

二、月經过少

病机：月經过少的机理有虚，有实。虚者，血无余可下；实者瘀阻血海，經行不暢。

診断要點：

血虚的月經过少症見：經量过少，或不到一天即干淨，或仅来點滴不止，色淡，小腹气空痛，膚燥不潤，头昏眼花，耳鳴心悸，腰痠膝軟，手脚不温，舌淡无苔，脉虚

92

細。

血瘀的月經过少：症見經量少，色紫黑而有塊，小腹脹痛拒按，血塊排出后其痛稍減，舌边紫暗，脈沉澀。

治則：补血和血，佐以調气行瘀。

处方：艾母增經湯

藥物：艾叶三錢　益母草五錢　大血藤五錢　木通三錢　香附三錢　香巴戟三錢

加減法：

血虚者加：养血蓮　黄精　糯米草　雞屎藤

血瘀者加：土牛夕　紅澤蘭　香通　翻天印

体会：我队用上方治疗經量异常6例，有一定效果，由于本病須經多次經期观察，而我們开診时間短，病例从略。

**93**

1949

新 中 国
地 方 中 草 药
文 献 研 究
(1949—1979年)

1979

## 四、崩漏

妇女不在行經期間，陰道內大量出血，或持續下血，淋漓不断的称为崩漏。一般以来势急、血量多的叶崩；来势緩、血量少的叶漏。崩和漏虽有緩急輕重之分，但在病变过程中可以互相轉化，如久崩不止，必致成漏，久漏不止，亦将成崩。

病机：本病多因忧思懊怒，操劳过度，或受寒受热导致冲任損伤，不能固攝。

診断要點：临床上常分为血热、血瘀、气虚、气郁施治。

1、血热的崩漏：陰道驟然大量下血，或淋漓日久，色鮮紅，頗赤，头晕，心煩，口干，手脚心热，卧不安，舌紅无苔，脈象細数。

2、血瘀崩漏：漏下淋漓不止，或驟然

94

下血甚多，色紫黑而有瘀块，小腹疼痛拒按（血块排出后痛稍减轻），舌有紫点或正常，脉沉涩。

3、气虚崩漏：骤然阴道下血甚多，或淋漓不绝，色淡红而质清，神疲气短，头眩眼花，不思饮食，或昏仆不省人事，出汗，舌淡，苔薄，脉虚大或细弱。

4、气郁的崩漏：阴道骤然下血量多，或淋漓不止，色紫有块，小腹胀痛，连及胸胁，性情急燥，口苦，苔薄黄，脉弦数。

治则：宜止血为主，佐以清热，益气，行瘀。

处方：仙鸡棕蘾汤

药物：仙鹤草四钱 鸡冠花五钱 棕树子五钱 刺蘿卜四钱 焦艾叶三钱 水煎服

血热者加：刺黄芩 白茅根 旱莲草

血瘀者加：红牛膝 红泽兰 翻天印

**95**

1949
新 中 国
地方中草药
文 献 研 究
(1949—1979年)
1979

气虚者加：浮萍参　鸡屎藤　夜关门

气郁者加：柴胡　香附　鲜橘叶

体会：我队运用上方治疗崩漏多例，疗效较好。如郭××，女，32岁，新华书店职工。70年8月17日初诊，月经淋漓不断已两月余。近来腰痛头昏，气少下堕，脉虚弱，苔薄白，舌质淡，诊断气虚漏下，用仙鸡棕藜汤加鸡屎藤、鸡肾草、夜关门、糯米草根、矮桐子。一剂见效，再剂，漏下即止。两月后（10月下旬），突然经来量多，继则淋漓不断，红白杂下，腰腹胀痛。仍用前方加刺梨根、娃娃拳、赤茯苓、血母、益母草，服一剂，腰痛止，小腹仍痛，红白物仍下，但量渐少，再剂，阴道分泌物更少，仅有少量血丝，小腹不痛了。原方再加黄精、养血莲，以巩固效果。

96

# 五、經閉

女子年过十六岁，从未来过月經；或过去已来过月經，現又長时期不来；或婚后数月不来，同时出現其他症狀的叫做"經閉"。至于怀孕和哺乳期的停經，不屬經閉。

病因病机：本病多因病后血亏或产后流血过多，以及惱怒忧思，受凉等而导致經閉。临床常分血枯、血滯論治。

診断要點：

1、血枯經閉：症見經閉数月，头昏目眩，心跳神疲，夢多，体弱，食少，便塘，面白少华，舌淡，脈虚細。

治宜补血通經。方用双藤参益湯治之。雞屎藤一兩　奶漿藤一兩　泡参五錢　益母草五錢　糯米草根五錢　金針根五錢　何首

1949
新 中 国
地 方 中 草 药
文 献 研 究
(1949—1979年)
1979

鸟六钱　香附三钱　水煎服

2、血滞经闭：症见停经数月，小腹疼痛拒按，胸腹胀满，心急气喘，口燥，不思饮食或食后发低烧，大便干燥，小便时痛，舌质暗红，脉沉弦涩。治宜行气解郁，活血祛瘀。方用香艾锯藤汤：香附四钱　焦艾叶三钱　锯锯藤五钱　红牛膝五钱　大血藤一两　香通三钱　翻天印二钱　水煎服

3、如因其他疾病引起的经闭，则宜先治其它疾病，治好了其它疾病，则经闭也就随着解决了。我队治疗经闭8例，因时间短，须进一步观察效果。此外在月经病中，我队还治有倒经和经来遗尿等。因病例少，从略。

## 六、带症

带症是妇女阴道内流出的一种粘液，绵

98

绵不断，如象带一样而命名的。至于妇女在经期前后，或姓娠初期，阴道排出少量分泌物，无色无味，常感湿润的属生理现象，不作病论

病因病机：本病多因脾运失职，导致阳气下陷，或痰湿下注壅积而成。

诊治要点：阴道常流粘液，绵绵不断，无气味，或腥臭，并伴有头昏，肢怠，腰疼痛，苔白腻或黄腻，脉细缓或细数者叶做带症。其粘液色白的叶"白带"，色黄的叶"黄带"，或赤白相杂的叶"赤白带"。

治则：健脾渗湿为主，佐以清热、温肾。

处方：苓娃梨奶汤

药物：土茯苓一两　娃娃拳六钱　刺梨根一两　奶浆藤六钱　野南荞三钱　鸡屎藤五钱　香巴戟五钱　水煎服

白带加鸡冠花。

**99**

1949
新 中 国
地 方 中 草 药
文 献 研 究
(1949—1979年)
1979

黄带加刺黄芩、海金沙藤。

赤白带加赤土苓、紅雞冠花、刺蘿卜。

陰痒者加龙胆草、苦参、蛇床子。

体会：我队已治疗带症35例，用上方加减，效果良好。病例如下：

一．邱××，女、40岁，财税局职工，患白带已三年多。近来头昏，腰痛，四肢无力，陰道分泌物如米湯样，綿綿不断，脈濡緩，苔白薄。診断：脾虚湿陷的白带。用本方加刺黄芩、糯米草根、野白苣、淫羊藿。服二剂后，白带减少，食欲增加。再服二剂，患者高兴地説："白带已减百分之九十以上了！"再服二剂而愈。

【例二】姜××，女，40岁，綜合厂职工，腰痛已月余，白带很多。近来时烧，头昏，小腹胀痛，两膝軟，行走打閃，脈弦滑，苔白膩。診断为白带病。用上方加糯米草根、淫羊藿、见血飞。服二剂后，白带减少，腰腹不胀痛，惟左髋部和左肩部疼痛，两膝在行走时仍打闪。前方再加三角风、桑枝、刺三甲治之而愈。

【例三】李××，女，42岁，贫农，城关镇五大队五生产队。月经逾月未行，腰酸胀痛，白带多，如水下注，脉细弱，苔白腻。诊断为脾肾阳虚的带下症。用上方加养血莲、香通。一剂，疗效显著，腰痛已好，白带减少；再剂全愈。

## 七、妊娠腹痛

妇女怀孕后，胸腹之间或小腹部发生疼痛，称为"妊娠腹痛"。产生本病的原因，主要是气血运行不畅。临床上常见的症型有虚寒、气郁、血虚等。其治则应以调气安胎

**101**

1949

新 中 国
地方中草药
文 献 研 究
(1949—1979年)

1979

为主，因气調血暢而痛止。但不宜过用辛燥行血耗气之药，以免伤胎。

我队治疗三例，姙娠腹痛，都属气郁型。兩例效果良好。由于病例不多。故对本病不作詳細描述。仅将治愈的病例，作一报导性介紹。

陈××，女，27岁，城关一小教师。姙娠已超七月，突然胸胃腹痛，服用阿托品无效。現症胸腹持續性腹痛，时噯气，不嘔，无寒热。苔白滑，脈沉弦。診断为姙娠腹痛（肝胃不和所致），治以調和肝胃，养血安胎。

柴芩香苏养血湯

柴胡六錢　刺黄芩三錢　香通三錢　紫苏三錢　养血蓮三錢　刺梨根三錢　水煎服二剂全愈。

**102**

## 八、缺乳

缺乳是妇女产后乳汁很少或完全不下的一种疾患。本病多因气血虚弱，或经络滞阻所引起。

治则：补气血调脾胃。

处方：奶鸡增乳汤

奶浆藤二两　鸡屎藤一两　黄精一两野白苣一两　燉猪蹄或鸡吃

我队治疗六例，缺乳症，用此方均收良效。

## 九、产后感冒

产后感冒，又称"产后外感发烧"，俗称"产后寒"，现代医学叫"产褥热"。本病多因产后血虚，卫阳不固，外邪乘虚而入，也有因产时接生消毒不严或产后垫纸不

**108**

1949

新 中 国
地 方 中 草 药
文 献 研 究
(1949—1979年)

1979

清洁，以致外邪侵入所引起。

临床表现：一般在产后一周内，突然发热，或寒热往来，全身不适或疼痛，口干不渴，自汗，苔白，脉浮。同时伴有少腹压痛，恶露量多，色暗有臭味等。

治则：調气血和营衛。

处方：柴芩双母汤

柴胡五錢　刺黄芩三錢　益母草五錢　血母四錢　苏叶三錢　焦艾叶二錢　刺梨根五錢　水煎服

## 十、恶露不尽

产后恶露，一般在产后二十天内，应完全排尽，如果在二十天以上仍然淋漓不断，称为"恶露不尽"，又叫"恶露不絕"或叫"恶露不止"。若日久血虛，必發他病。

病机：有气虛不能攝血的；有血瘀血行

**104**

不畅的；有血热迫血妄行的。主要为冲任不调，血运失常。

我队治疗四例恶露不尽，有两例属气虚，用益母糯鸡汤；有两例属血热，用芩梨伏母汤，均有良效。现各举一例如下：

颜××，女，35岁，幼儿园教师。产后26天，恶露淋漓不断，色淡红，质清稀，无臭味。头昏体倦，时觉小腹坠痛，伴有腰痛，饮食不好，脉细无力，苔薄白。诊断为气虚恶露不尽（服中药未愈，转服草药两剂全愈。

益母糯鸡汤

益母草六钱　血母五钱　糯米草根五钱　鸡屎藤一两　香巴戟五钱　黄精五钱　水煎服

刘××，女，25岁，大村小学教师。产后月余，恶露未尽，红白相杂。近来常腰

**105**

1949

新 中 国
地方中草药
文 献 研 究
(1949—1979年)

1979

痛，便秘，口鼻干燥，舌红苔黄，脉沉数。诊断为血热恶露不尽。下方两剂全愈。

芩梨茯母汤

刺黄芩五钱　刺梨根五钱　土茯苓一两益母草五钱　血母四钱　续断三钱　香巴戟五钱

## 十一、子宫脱垂

子宫脱垂，又叫"子宫脱出"或叫"产肠不收"。本病常发生于劳动妇女。以产后为多见。

病机：本病多因分娩用力，劳动过度，或气血亏损，以致冲任失于固摄。

临床辨证有气虚、肾虚之分。论脱出程度有轻、中、重之别。轻者坠物在阴道内；中等者，坠物小部分露出；重者，大部分脱出。

**106**

诊断要点

1.气虚子宫脱垂：症见阴道中有物下坠到阴道口，或挺出阴道口外；重者坠出数寸，大如鹅卵，下腹坠重，心悸气短，尿频，白带多，舌质淡，苔薄，脉浮而虚。

2.肾虚子宫脱垂：症见上述阴道坠物感觉外，还伴有腰酸腿软，头昏耳鸣，小腹下坠，无白带或阴道干涩不适，小便频数，舌质淡红，脉沉弱。

治则：宜补气升陷，补肾壮阳，佐以养血。

处方：金柴昆夜汤

金樱根一两　柴胡八钱　昆麻根一两
夜关门五钱　升麻五钱　刺梨根六钱　水煎服

中气虚者加鸡屎藤　糯米草根　娃娃拳　野白苣

**107**

1949

新 中 国
地 方 中 草 药
文 献 研 究
(1949—1979年)

1979

肾陽虛者加淫羊藿　香巴戟　养血蓮

我队已治疗子宫脱垂7例，运用本方加减，有一定效果。病例介紹如下：

【例】許××，女，67岁，貧农，飞龙公社三大队四生产队。患子宫脱垂已十八年。近四年来头昏，耳鳴，夜间耳内如蟋蟀声，行走则子宫脱出，伴有咳嗽，全身痛，腰膝尤甚，脈細无力，苔白薄。用本方加淫羊藿、响铃草、香巴戟、糯米草根，一剂则耳鳴減輕，再剂耳鳴更減；緩行上街赶場，子宫也未脱出。三剂则自觉症状更松。尚在治疗中。

108

# 第三部分 儿 科

## 一、小儿疳积

疳疾，又叫"大肚子痞"，是小儿常见的"恶候"之病。多因内伤乳食，或发热，吐泻、疟、痢等，病后失调，以及肠内寄生虫病均可引起。主要因脾胃虚损，运化失调，致气液耗损，饮食不为肌肤，外形干枯羸瘦，气血不荣，青筋暴露，形体虚羸，缠绵难愈，甚至严重影响生长发育，导致不良后果的一种慢性疾病。婴幼儿发病尤多。

临床表现：本病为一慢性疾病，初起证状轻微：食欲不振，身体精神疲倦，面色不华，逐渐消瘦，夜卧不宁，大便不调，腹部胀满等先兆证。继则身体瘦弱，皮肤粗糙，

1949

新 中 国
地方中草药
文 献 研 究
(1949—1979年)

1979

头髮稀少，臉白无血色，夜間發燒，啼哭无泪，腹部鼓脹，嘔吐乳食，大便酸臭，小便渾濁，喜食異物，咬指，挖鼻等等。

病机：脾胃虛弱，邪壅中焦。

治則：健脾和胃，消疳驅虫。

处方：娃娃健脾散

藥物：娃娃拳一兩　雞屎藤一兩　矮桐子五錢　面根藤五錢　隔山撬五錢　苦蕎头五錢　滿天星五錢　草鞋板五錢　研末，每服二錢，日兩次。有虫者加扁竹根五錢、合蝨五錢。

临床体会：此病农村常用滿天星（鏡面草）蒸雞肝吃，有單用雞屎藤煎水吃。治脾虛腹瀉者，有用矮桐子，隔山撬、苦蕎头研末入焦米吃者，都有效果，临証选用。

本病屬慢性病，需經長期治疗，我队治疗8例，但因时間短，效果尚待观察。

110

## 二、水痘

水痘是一种具有傳染性的急性發疹性疾病。临床上以發热，皮膚出現泡疹，形惰园，色明亮如水，内无渾濁痘漿，故名水痘。主要是外感时行病毒，内因湿热壅郁留于脾肺二經，邪从气滯，發于肌表所致。本病多于冬、春季节發病，1－4岁小儿患之最多。

临床表現：初起时与感冒相似，發热，头痛，咳嗽，噴嚏，略見煩燥，不思飲食等。發热一二日后，于头面出現米粒大小的紅疹，头面軀干多，四肢少，疹出后中央有一小水泡，迅速扩大，大者如豌豆，小者如米粒，大小不一，呈惰园形，内含澄清液体，根脚周圍有紅暈，以后泡疹漸干，中央部先凹陷，然后結痂，經数日或兩周脱落。

治則：疏風清热解毒为主，輕証以銀芩

111

1949

新 中 国
地方中草药
文 献 研 究
(1949—1979年)

1979

升葛湯治之。

銀芩升葛湯：

銀花藤四錢　刺黄芩三錢　升麻一錢半
粉葛三錢　夏枯草二錢　大力根二錢　水煎
服

重証者：壯热渴飲，面紅唇赤，口舌生
瘡，小便短赤，泡疹过大过密，疹色紫暗，
泡漿晦濁。舌苔干黄而厚，脈洪数。用銀芩
解毒湯治之。

銀花藤四錢　刺黄芩三錢　水黄連二錢
野菊花一錢半　土茯苓三錢　夏枯草三錢
地丁草三錢　白茅根五錢

临床体会：我队治疗数例，輕証者为
多，效果良好。

## 三、百日咳

百日咳又叫"頓咳"，是小儿常見的肺

112

部傳染病。因小儿肺脏驕嫩，感受时邪病毎而致。証見間歇發作遠續不斷的痙攣性咳嗽，最后伴有吼声的回音为特點。本病常見于冬春二季，嬰幼儿最易感染，十岁以上小儿則少見。年齡越小病情愈重。临床上由于病程較久綿綿难愈，以初、后二期論述。

一、初期（本期約1－2周）

临床証狀：与一般伤风感冒相类似。先見咳㵼，喷嚏，流涕，間有微热。咳嗽晚間較劇，形体壮实者，面紅唇赤，咳嗽痰稠，口干喉潤，舌紅苔黄，脈象浮数。指紋浮紫；体質差者，面白唇淡，咳嗽痰稀，舌淡苔白，脈浮无力，指紋青淡。

病机：时邪襲肺，或为风热，或为风寒。

治則：宣肺理气化痰。

处方：加味矮茶双草湯

矮茶風三錢　金佛草二錢　观音草二錢

**113**

1949

新中国
地方中草药
文献研究
(1949—1979年)

1979

風寒草二錢　兔耳風二錢　三匹風二錢　枇杷叶一張（去毛）　水煎服

　　風热加：刺黄芩、蘆根、桑叶；

　　風寒加：翻天印、百部。

　　二、后期

　　临床表現：咳嗽逐渐加剧，一气連咳十余声至几十声，面紅耳赤，鼻涕、眼泪，或吐出食物，或痰涎，或吸气时喉中發出笛音，甚至口鼻出血，眼胞浮腫等特征，反复發作三、五月之久。体瘦弱，精神差，食慾減退，舌質紅，苔薄白，指紋青暗。

　　病机：邪毒侵肺，肺失清肅，郁久化热，耗伤肺津。

　　治則：降气化痰，清金养肺，解毒潤燥。

　　双草三風湯

　　金佛草三錢　观音草三錢　五皮風三錢　兔耳風二錢　矮茶風二錢　冬青叶二錢　地

**114**

麦冬三錢　蘆根四錢

　　陰伤过重者加：岩白菜、天冬；

　　热邪未尽者加：刺黄芩、海金沙藤。

　　雞胆汁、牛胆汁　豬胆汁，皆为治頓咳之良方。可加白糖、蜂蜜和服，配合上藥疗效尤佳。我队治疗数例，效果尚待进一步观察。

**115**

1949
新中国
地方中草药
文献研究
(1949—1979年)
1979

# 第四部分　五官科

## 一、牙痛

牙痛为一常見疾病，多由風火、胃热所致。还有一种齲齿，一般常称虫牙。因牙有孔，常説是虫蛀而發生的。

（一）風火牙痛

診断要點：牙齦腫脹，牙齿作痛，不能咀嚼，腮腫而痛，患处得涼則痛减，口渴，舌尖紅，苔白而干，脈浮数。

病机：風热之邪侵犯牙体。

治法：祛風清热。

处方：挖耳連升湯

藥物：挖耳草四錢　山黄連四錢　升麻二錢　水芹菜四錢　巴苕姜四錢　銀花藤五

**116**

錢　木通三錢　大力根四錢　水煎服

（二）胃热牙痛

診断要點：牙痛，牙龈淡紅腫脹，口渴而有臭气，大便秘結，舌苔黄干，脉象洪数。

病机：胃腑蘊热，循經上蒸。

治法：清泄胃热。

处方：地翻夏黄湯

藥物：狗地芽根五錢　翻天印一錢半夏枯草四錢　牛耳大黄五錢　苦蕎头五錢四瓣草四錢　刺黄芩四錢　水煎服

（三）龋齿牙痛

診断要點：此病多發于青年，好發生磨牙，特别是下頜第一二磨牙，上頜第一二磨牙次之。初起仅在牙的表面窝溝出現灰暗色，如墨浸狀，繼則形成蛀洞。發病时痛无休止，痛引头部；如遇冷、热、酸等刺激或食物嵌入蛀孔可引起剧烈疼痛。舌質紅，脉

**117**

1949

新　中　国
地 方 中 草 药
文 献 研 究
(1949—1979年)

1979

弦细而数。

病机：素嗜膏粱厚味，齿不潔，腸胃积热，日久齿生蛀孔。

治法：清热止痛。

处方：龋齿驗方

1.用棉球蘸卤水填塞蛀孔。

2.細辛一錢　黄連一錢　雄黄五分　烏梅肉三錢　大棗肉三錢　冰片一分　共搗絨煉丸，如黄豆大。每用一丸放痛处含噙。

3.磷酸鋅粘固粉填平蛀孔（用上法一种处理后，再用粘固粉即水門汀，加适量調合液調成粘糊狀，以能拉絲为宜）。

临床体会：我队治疗牙痛近十人，多屬風火、胃热兩种。收效較好。配合新針取合谷、内关、頰車，收效更好。附病例：

【例一】王××，男，成人，百司干部。70年8月11日初診，牙痛，口渴，舌

118

赤，苔黄，脉数。诊断为风热牙痛。用地翻
夏黄汤加苦参四钱，一剂好转，再剂而愈。

【例二】陈××，女，21岁，贫民，彰
德公社。70年10月7日初诊：牙痛已5天。
现症夜烧，牙痛出血，舌红苔少，脉洪数。
诊断：风热牙痛。用地翻夏黄汤加刺萝卜
银花藤、沙罐草。服一剂后，出血减少，牙
痛减轻。再剂全愈。

## 二、牙龈瘅癴

牙瘅是发生于牙龈肉上的小瘅，瘅面露
于口腔。若生于牙龈深处，瘅面不露者名牙
癴。乃风热之邪侵入牙龈，伤及牙龈，脾胃
积热而致。

临床表现：初起牙龈红肿，甚者肿连腮
颊。若生于牙龈近处，形成癴肿，则牙关开
合不利，甚者肿连咽喉，妨碍饮食，兼有寒

**119**

1949
新 中 国
地 方 中 草 药
文 献 研 究
(1949—1979年)
1979

热証狀，喝三、四日成膜溃破后，即腫消痛止。

病机：脾胃积热上冲，或風寒热毒瘀积所致。

治法：清热解毒。

处方：八翻夏苓湯

药物：八爪筋四錢　翻天印二錢　赤茯苓六錢　夏枯草五錢　土薄荷六錢　銀花藤八錢　刺黄芩六錢　車前草三錢　煎水服

外用：冰硼散搽患处。

临床全会：我队治疗数例，早期治疗可免溃爛，便秘实热者加牛耳大黄，以通下腑实。

## 三、口糜

口糜是口腔的粘膜溃爛如糜粥样，有特殊气味。口腔炎有此証狀。

**120**

临床証状：一般發于牙齦頰内和唇舌等处。患处潰爛，紅腫作痛，上面附着黄色膜狀物，潰爛扩大較口瘡为甚。連及咽喉，吞咽受阻，口内發生特殊臭味，唾液多而粘稠，同时兼見發热，头痛，食慾不振，大便秘結，小便赤涩，舌苔黄膩，脈洪数。

病机：湿热蘊于心脾二經，循經上蒸口腔。

治法：滲湿，清热，解毒。

处方：銀連导赤散

藥物：銀花藤四錢　水黄連三錢　赤茯苓四錢　木通三錢　海金沙藤三錢　水灯心三錢　牛耳大黄三錢

临床本会：此病为小儿常見口腔病。我队治疗15例，皆以上方加減，收效較好。附病例：

【例】馮××，男，38岁，貧民，城关

**121**

1949
新 中 国
地方中草药
文 献 研 究
(1949—1979年)
1979

一段。70年10月19日初診：口腔糜爛，發燒，神疲，脈弦数，舌質红，苔白薄。用上方加地榆三錢，土黄芩三錢，服后已松。再服一剂而愈。

## 四、口瘡

本証是口腔粘膜上生黄色如豆大的潰爛點，又名"白口瘡"。因脾胃积热，口腔內損伤，邪毒感染而致。

临床証狀：唇、舌或頰內等处生黄或豌豆大的黄色潰爛斑點，呈园形或椭园形，周圍有微突起的鮮红色边緣，有疼痛感，尤以飲食时为甚。兼見發燒，口渴，溲赤，脈数等。

病机：心脾实火，邪毒上蒸。

治法：清热，潟火，解毒。

处方：銀連导赤散（方見口糜）加土海

122

荷、刺黄芩。

临床体会：口癣为小儿极普遍的口腔病。初起多有流涎史。我队用上治疗十余例收效满意。附病例：

【例】陈××，男，2岁，贫农，玉田公社三合一队。口腔红赤，流口水已月余，现在左口角起小癣，舌尖红，有红点，指纹紫。诊断为心脾积热。用上方去牛耳大黄。一剂而愈。

我队用上方治疗小儿流涎十例，收效均好。

## 四、喉痹

喉痹即咽喉腫痛諸病之总称。其临床特点是：发病和病程演变不危急，咽喉红腫疼痛较輕而不剧，幷有輕度吞咽不順或声低音啞等候。如无邪毒再侵犯，一般多无严重发

**123**

1949
新 中 国
地 方 中 草 药
文 献 研 究
(1949—1979年)
1979

展。临床上分外感、内伤二型。我队治疗以外感为多，故单述外感喉痹如下：

临床表现：初起，咽喉部干燥灼热，微现红，腫痛，或起红點，吞咽觉不利，以后红腫逐渐加重，疼痛也相应增加。此时，喉間觉有異物堵塞，痰黄而稠粘，言語艰涩或音啞。初起多見外感咳嗽証，重則寒热交作，小便黄，量少，大便秘，舌微红，苔微黄，脈浮数。

病机：風热襲肺，壅結咽喉。

治則：疏散表邪，清泄里热。

处方：八爪清咽湯

藥物：八爪筋四錢　大力根四錢　銀花藤六錢　刺黄芩四錢　土薄荷三錢　側耳根五錢　水煎服

农村常單用八爪筋嚼爛慢咽，治咽喉腫痛有良效。我队用八爪清咽湯治疗喉痛十

**124**

例，效果比較良好。

## 六、中耳炎

中耳炎，中医称为"耳膿病"，俗称"灌耳心"。是耳内疼痛流膿液的一种疾患。

病因病机：由以下四种病邪上串耳窍所致：一，風火实热；二，肝腎虛火；三，污水灌耳或挖耳損伤；四，麻疹等症的余毒。

診断要點：初起头痛發烧，耳痛剧烈，用手按压耳屏（外耳道口靠近鬢髮处），有明显触痛，約五天左右，患耳流出大量粘性膿液，这时烧退痛減。如果長期不愈，就成为慢性化膿性中耳炎。患耳經常地不断流膿液，同时听力減退和耳鳴。

治則：疏風清火解毒，佐以滋腎。

处方：胆芩千夏湯

1949
新　中　国
地方中草药
文　献　研　究
(1949—1979年)
1979

药物：胆草四钱　刺黄芩四钱　千里光三钱　夏枯草五钱　木通三钱　水黄连三钱　苦竹叶三钱　水煎服

发烧甚者加银花藤五钱　野菊花三钱；肝肾阴虚者加何首乌、土牛膝根。

外治法：

1.巴麻油三钱，先用棉签蘸清茶洗净耳道（下同）再用麦秆吸巴麻油滴入耳中，每天二次。

2.鲜虎耳草汁，每用数滴，滴入耳中，每日二次。

临床体会：我队运用上方治疗中耳炎8例，均有一定效果。附病例二则：

【例一】唐××，男，成人，商业局职工。从小即患中耳炎，时发时愈。这次发作已20天，耳痛流脓；耳道粘膜红肿，苔厚黄腻，脉弦数。用胆芩千夏汤加水灯心、土茯

126

苓，一剂而疼痛大减，用手扯耳也不觉痛。

【例二】游××，女，30岁，城关一段居民。右耳心痛，经常流脓液已二十多年。现症，右耳心掣着右侧头痛，耳内流出脓液，右耳失听，夜间耳内如蟪蝉鸣声，口干苦，脉弦数，苔白舌红。用胆芩千夏汤加味治之。二剂后掣痛已愈，耳鸣减轻，不流脓液了。

## 六、耳鸣

耳鸣为听觉的异常现象，指病人自觉耳内鸣响，如闻蝉声、蟪蝉声或水潮声，或细或暴，妨碍听觉。临床上常与头昏、眩晕、失眠、倦怠等并见。总由素体不足，精血衰少，或肝失疏泄，或痰湿阻窍所致。分实证、虚证论治。

1949

新 中 国
地 方 中 草 药
文 献 研 究
(1949—1979年)

1979

（一）实証的診断要點：突然耳鳴，头痛面赤，口苦，咽干，心中煩悶，易怒，大便秘結，舌紅苔黄，脈弦数。

病机：肝胆火逆，閉阻清窍。

治則：清肝瀉热。

处方：菊鈎連苓湯

藥物：野菊花三錢　勾藤五錢　水黄連三錢　刺黄苓三錢　夏枯草一兩　石菖蒲一錢半　柴胡三錢　龙胆草三錢　水煎服

（二）虛証的診断要點：耳鳴，头昏目眩，腰酸背痛，精神不振，夢多健忘，遺精肢冷，舌質淡，脈細弱。

病机：精血不足，不能上荣清窍。

治則：补陰潛陽，补腎益精。

处方：响鈴烏雞湯

藥物：响鈴草五錢　何首烏八錢　雞屎藤一兩　糯米草根五錢　野白菩五錢　向日

128

葵朵壳五钱　水煎服

临床体会：我队所治疗此病18例，以虚证为多。若阴虚而有热者加青蒿、冬青子；食滞中阻，胸脘痞闷者加野南蕎、刺梨根；若脾肾阳虚者加巴岩姜、淫羊藿；兼遗精者加金樱子、夜关门。随症加药　有一定的效果。

## 八、鼻衄血

鼻衄即流鼻血。是一种鼻腔不由外伤而自行出血的病症。多因肺胃热积所造成。

病因病机：一为肺素蓄热，或为风热所侵，热邪上升肺窍损伤脉络，而至出血；一为过食辛燥之物，胃热薰蒸，上循其络，迫血妄行。

诊断要点：

1．肺热鼻衄者，症见鼻出血而 口 干 鼻

**129**

1949
新中国
地方中草药
文献研究
(1949—1979年)
1979

燥、咳嗽痰少，舌红脉数。治宜清泄肺热。

2·胃热鼻衄者，症见鼻衄，口渴喜饮，鼻燥口臭，舌红苔黄，脉洪数。治宜清泄胃热佐以凉血。

处方：蒿茅仙旱汤

药物：青蒿三钱　白茅根一两　仙鹤草四钱　旱莲草四钱　刺黄芩四钱　银花藤四钱　水煎服

加味法：偏于肺热者加观音草、地麦冬、桑叶。偏于胃热者加鲜芦根、水黄莲、山枝子。

我队治疗鼻衄5例，有一定效果。

## 九、鼻炎和鼻渊

急性鼻炎一般称为伤风，鼻渊俗称脑漏。现代医学称为鼻窦炎。

病因病机：本病多由风寒伏郁化热，或

**130**

胆經邪热上升，薰蒸肺窍所致；亦有肺气虚寒，津液不降，并于空窍而成。

診断要點：

1·鼻炎：主要症狀为鼻常流清涕，两侧或左右交替，时發时好，致成慢性鼻炎。鼻塞历害时可有头脹腦昏，咽喉干痛，嗅觉减退，或鼻腔紅腫靡爛，甚至出血。

2·鼻淵：主要症狀为鼻窍一侧或双侧时流濁涕，亦可从鼻后孔流入咽部。病者常訴"痰多"鼻塞。有的鼻塞呈交替性；或常流黄綠色鼻涕，鼻涕多而气臭，呼吸不暢，嗅觉不灵，并有前額脹痛，头暈，精神不好，記忆力减退。有的患者鼻腔粘膜和鼻部附近有紅腫疼痛。

治法：根据肺开窍于鼻的理論，宜散風清热·补肺祛寒为治。

散風清热热法，适用于鼻炎和鼻淵的急

131

1949
新 中 国
地方中草药
文 献 研 究
(1949—1979年)
1979

性期。

处方：蒼辛芩菊湯

藥物：蒼耳子三錢　辛夷三錢　刺黄芩四錢　野菊花三錢　桑叶三錢　土藿香三錢　山枝子三錢　刺梨根四錢　水煎服

外治方：地錦草三錢研末，加冰片少許拌匀。鼻腔紅赤靡爛，以此粉擦之。

补肺袪寒法，适用于鼻炎和鼻淵的慢性期。

处方：玉麦翻馬湯

藥物：玉竹參五錢　地麦冬四錢　翻天印二錢　馬兜鈴三錢　土藿香三錢　土薄荷三錢　辛夷三錢　煎服

我队已治疗鼻炎鼻淵症13例，其中服后有效而来复诊者5例。此病需長期治疗。效果需进一步观察。

132

## 十、火眼

火眼俗称"火巴眼"。现代医学称"結膜炎"。是一种急性傳染性疾病。

诊断要点：主要証状为眼皮腫，眼發红，眼珠疼痛，怕光，流泪或發痒，眼屎多，早晨起米，眼臉常为眼屎粘合，口干或苦，脈数，苔白膩或黄。

病因病机：風热邪毒，塾滞肝經。

治则：疏風散热，清肝明目。

处方：胆芩桑菊湯

胆草三錢　刺黄芩四錢　桑叶三錢　野菊花三錢　木賊三錢　千里光三錢　夏枯草四錢

加味法：

大便秘者加牛耳大黄；

**133**

1949

新 中 国
地 方 中 草 药
文 献 研 究
(1949—1979年)

1979

尿黄者加鉄灯心、木通、車前草。

体会：我队用本方治疗火眼17例，有9例复诊，其中8例有效，仅1例无效。証明本方治火眼有良好的效果。

此外，还诊治了白内障，迎風流泪，胬肉攀睛病人26例，由于复诊者少，需待观察疗效。

134

# 第五部分 皮肤病

## 一、湿疹

湿疹是一种常见的皮膚病，不論任何年齡、性別，均可發病。常發生在全身或耳后、鼻孔、陰囊、肛門等部，一般發作对称，有劇烈搔痒。本病發生的原因，多由風湿热毒或久病体虚所引起，

診斷要點：初起皮膚發紅作痒，很快出現丘疹和水泡，搔破后潰爛流黄水，逐漸腫消黄水減少，結痂脱屑而愈，称为急性湿疹。还有延續几月到几年而反复發作的，称为慢性湿疹。但其發病范圍有一定部位。

病因病机：急性湿疹多由風湿热毒客于肌膚；若湿疹病久耗血，以致血虚生風生

**135**

1949
新 中 国
地方中草药
文 献 研 究
(1949—1979年)
1979

燥，肌肤失养而成慢性湿疹。

治则：祛风、利湿、清热、解毒，佐以养血。

处方：苓夏排风解毒汤

药物：土茯苓一两　夏枯草五钱　排风藤五钱　银花藤五钱　刺黄芩五钱　苦参四钱　水煎服

湿疹在上肢和头部者加桑叶、野菊花、蝉退；若在胸脘腰背者加水黄连、土黄芩；若下肢甚者加车前草、龙胆草、土牛夕、金刚藤；若痒甚者加白藓皮、蛇倒退、紫荆皮、千里光；若病久血虚则皮肤干燥，增粗变厚，脱屑者加鸡屎藤、何首乌、血母之类。

体会：我队运用上方治疗湿疹患者六十一例，均收到良好的效果。患性湿疹一般服二、三剂即愈；慢性湿疹也有显著疗效。附病例：

136

【例】杨××，女，8岁，飞龙公社三大队。11月10初诊：全身患湿疹已月余。近来两眼胞都有疹子红腫，腰背下肢較甚。用芩夏排風解毒湯加龙胆草、千里光。一剂后眠胞小湿疹已退，紅腫消失，全身未續發疹子。原方加土黄芩，連服二剂全愈。

【例二】吴××，女，17岁，綜合厂工人。70年10月20日初诊：患湿疹已一年多。现症两下肢内侧和两手肘部疹子連成紅紫色塊片，搔痒难忍，常流黄水。用芩下排風解毒湯加蛇倒退、千里光，連服二剂后，局部痒感稍感，仍流黄水。再服二剂后，不流黄水了，但仍时痒，再加白蘚皮連服三剂，病情显著好轉。

## 二、蕁麻疹

蕁麻疹中医称为"風疹塊"，也叫"癮

1949
新 中 国
地 方 中 草 药
文 献 研 究
(1949—1979年)
1979

疹"。它的特點是皮膚起疹塊，反复發作，形态大小不一。有小如疹子，有大如豆瓣，或成塊成片，遇風易發。其發病原因为外感風寒，或腸胃湿热以及腸內寄生虫病和吃魚、虾、蟹等物誘發。

診断要點：患者突然皮膚上出現大小不等、形狀不一的皮疹，或成塊，或成片，疹色有紅的，也有不紅的，奇痒，用手搔后逐漸發热紅腫高起，越搔越痒，夜更甚。有的伴有气紧，腹痛。其疹塊时起时消。一般一天或数天即愈。疹塊退后不留任何痕迹。亦有反复發作，經久不愈者，則称为慢性蕁麻疹。

病因病机：肌膚有湿，腸胃有湿热和寄生虫，遇冷誘發或吃魚、蟹、虾等物引起。

治則：表散風寒，利湿解毒，佐以通腑杀虫。

**188**

处方：虎蛇銀苓湯

藥物：虎耳草三錢　蛇倒退四錢　銀花藤五錢　土茯苓一兩　紅活麻根三錢　水煎服

隨症加藥法：兼表症，若惡寒重發热者加苏叶、土藿香；若惡寒輕發热重者加刺黄芩、水黄連。

兼腸胃实热：腹脘疼痛者加青藤香、香通；大便秘結者加牛耳大黄。

兼寄生虫病：吐清水或蛔虫者加扁竹根、合虱。

体会：我队用本方加减治疗荨麻疹13例，收到非常滿意的效果。此外还用于治疗藥物过敏性皮炎、漆瘡和小儿陰莖腫等也有良效。例如城关火星一队，13岁的女贫农黄××，一天下午在割草中突患荨麻疹，疹塊滿身，面部浮腫，奇痒难忍，用本方加荆、

1949

新 中 国
地 方 中 草 药
文 献 研 究
(1949—1979年)

1979

薄一剂全愈。电影院军宣队刘××同志，患
荨麻疹已七天。服西药、打针未效。用本方
加刺黄芩、夏枯草、土薄荷治之两剂即愈。
运管站职工李××，患药物过敏性皮炎已十
二天。经中西药治疗未效。用本方加胆草、
木通、夏枯草、苦参，二剂大松，四剂全
愈。在服本方期中，完全停服其他药物。再
如彰德公社三化大队贫农女社员罗××，于
一天下午，先觉唇麻，继则鼻部灼痛，须臾
即两手发痒而起红疹，随及延到四肢头面，
红肿成片，奇痒难忍，鼻部和两手背辣灼剧
痛，皮肤颜色乌紫。诊断为过敏性皮炎（敏
原不明），用本方加味治之。一剂大效，肿痛
消减一半，二剂渐松，三剂更松，六剂全愈。

## 三、顽癣

顽癣是一种常见的皮肤病。临床上有牛

**140**

皮癣，松皮癣，蛇皮癣之称。一般是以局部皮膚損害，狀如牛皮，松皮，蛇皮而命名。由于本病病程長，頑固难愈，故称为頑癣。

病因病机：風邪凝聚皮膚，營衞失調。或血虚生風，肌膚丧养。

診斷要點：初發病时，皮膚損害，为有聚集傾向的扁平丘疹，皮色平常，表面微亮，逐漸增大，皮膚增厚，干燥粗糙，陣發奇痒。多發生于頸、腰和四肢等部位。有的上复多層銀白色鱗片，抓之則紛紛落下。病程緩慢，常有数年或数十年未愈。也有愈后复發者。

治則：祛風、杀虫、养血。

內服方：癣烏排苦湯

藥物：白癣皮六錢　何首烏六錢　排風藤六錢　苦參四錢　土茯苓一兩　刺黄芩五錢　銀花藤五錢　野菊尖三錢　水煎服

**141**

1949
新 中 国
地 方 中 草 药
文 献 研 究
(1949—1979年)
1979

外治方：

1·鲜辣子草五钱，捣绒敷患处。

2·生磨芋浸醋取汁搽患处。

3·七叶一支花磨醋搽患处。

体会：我队用本方治疗顽癣七例，有一定效果。如桂花公社贫农廖福祥，患全身性牛皮癣达24年之久。用本方治之，服九剂后效果显著。又如永乐公社简阳三队贫农社员张永兴，患全身性顽癣，已九年。来我队就诊时，除两颧部和两手有少量健康皮肤外，全身癣片上复盖银屑，搔之则纷纷落下。用本方加蛇倒退、土黄芩、夏枯草。连服三剂，外用苦桑叶，麻恻叶煎水洗患处·并涂磨芋醋。半月后复诊颈部和腰部皮损已愈三分之二，手背部皮损进步显著，双大腿和上臂进步较差。再服五剂，外治也照前法。病情渐好。尚在治疗中。再如城关二段干部×

142

×头颈部患皮癣，已15天。服本方一剂后，痒已减轻，局部皮损软化变薄润。说明本方治顽癣，确有一定的效果。

## 四、乳癰

乳癰，相当于现代医学之乳腺炎。常发生于哺乳期妇女。尤以初产妇为多见。一般发生于产后3－4周内。

病因病机：多由乳儿吮乳吹风，或乳汁积滞；或产后血虚，复感外邪；或暴怒伤肝，气滞血凝等所致。

诊治要点：初起乳房部腫胀疼痛，局部红赤，甚则胀痛加剧，伴有发热、怕冷等表症现象。如腫块增大，疼痛剧烈，兼有持续啄痛，则将化腺，甚则溃出。

治则：疏肝清胃，消坚散腫。

处方：柴橘瓜粉汤

**143**

1949

新 中 国
地方中草药
文 献 研 究
(1949—1979年)

1979

　　药物：柴胡八钱　鲜橘叶七张　瓜蒌壳五钱　天花粉四钱　银花藤五钱　刺黄芩四钱　刺萝卜三钱　水煎服

　　体会：我们用本方治疗乳痈初起，效果良好。如县财政局职工姜××，产后右乳房胀痛，一天后局部红肿脓痛，且连着肩背部也痛，微恶寒，脉沉数，舌红少。用本治之，两剂全愈。

## 五、腋臭

　　腋臭，又称狐臭。多因湿热内郁或父母遗传或他人传染所致。

　　诊断要点：本病多发生于青年男女，尤以妇女更为多见。主要表现为腋下汗液，带有特殊臭气，局部皮肤上有棕纹毛乳。轻的在不出汗时几乎没有气味，部分患者同时伴有油耳症。严重病人在乳晕、脐、腹股沟、

**144**

陰部等处均有臭穢之气。

治法：本病应以外治为主。如患者腋汗多时，可服清利肝經湿热之藥物。

处方：腋臭驗方

藥物：雄黄三兩　白礬六兩　煨石膏三兩

制用法：上三味研为細末，拌匀瓶貯备用。患者先用清茶洗淨腋部，再用食指沾水湿潤指头，然后再沾藥粉涂腋部，每天2—3次。

体会：我們用本方治腋臭两例。一例未复診，效果不明。另一例已全愈。城关火星×队女社員陈××，患腋臭两年多。十月下旬来我队求治，外涂腋臭驗方，内服胆草、木通、夏枯草、千里光、銀花藤、刺黄芩之类。连服二剂，腋汗減少，臭气减輕；四剂腋臭已消失，汗还未止。六剂全愈。

**145**

1949
新 中 国
地方中草药
文 献 研 究
(1949—1979年)
1979

# 第六部分　跌扑损伤

　　**跌扑损伤** 多损皮肉筋骨，总以外来暴力撞击，或强力扭转，牵拉压迫，或因不慎而跌扑闪挫等原因所致。一般损伤后，有骨折、脱臼、软组织损伤（包括凝、扭、闪、跌）等情况。前二者首先必须复位，固定处理。后者以活血行瘀，通经活络为法。如以药物外敷、内服，配合针刺，效果更佳。一般新损伤的，气血易复，治疗易愈。如损伤时久，其疼痛随着气候之变化增减者，则称为陈旧性损伤，治疗稍难。如果损伤头部，常见头痛，头昏，甚而引起肢体麻木，疼痛久而不愈者，称为"脑震荡后遗症"，疗效较缓。

**146**

# 一、脑震荡后遗症

临床表现：有脑震荡史（外伤头部，意识消失15-30分钟，四肢松弛无力，皮肤及键反射消失），头晕头痛，遇事遗忘，肢体麻木等症。

病机：脑髓受损，瘀阻脉络。

治法：调补肝肾，活血行瘀。

处方：鹿乌清震汤

药物：鹿含草五钱　何首乌五钱　青蛇莲四钱　排风藤五钱　钩藤五钱　鸡屎藤五钱　见血飞五钱　柴胡五钱　八角风四钱　海风藤五钱　水煎服加酒少许。

# 二、损伤

临床表现：损伤后局部红肿疼痛，瘀血滞胀，活动困难，数日后，伤处皮肤多呈紫

**147**

1949

新 中 国
地 方 中 草 药
文 献 研 究
(1949—1979年)

1979

色，或腫消退，但行动轉侧仍有疼痛。

病机：瘀血阻滞，經絡不通。

治法：活血行瘀，通經活絡。

处方：雷公青蛇透骨酒

藥物：雷公蓮一兩　青蛇蓮一兩　透骨消一兩　見血飞根皮一兩　大小血藤各五錢　紅澤蘭五錢　巴岩姜六錢　香通三錢　紅牛藤六錢　水当归五錢　紅骏骦草五錢　伸筋草五錢　千錘打五錢　八角風五錢　藤羅五錢　續断六錢　王不留行五錢

用法：泡酒五斤，内服外擦均可。

## 二、陈旧性損伤

临床表現：有外伤史，疼痛时作，随气候变化而增减，痛有定处，或有刺痛感。

病机：經絡瘀阻，兼三气侵襲。

治則：通經活絡，壯陽怯邪。

**148**

处方：青龙翻仙汤

药物：青蛇莲五钱　过山龙五钱　翻天印三钱　仙茅五钱　藤罗五钱　红泽兰五钱　威灵先五钱　见血飞六钱　八角风五钱　续断四钱　刺五甲五钱　石南藤五钱　香巴戟五钱　煎水或泡酒服

体会：我队治疗此病50余例，收效较好，尤其是损伤和陈旧性损伤，效果比中西药为佳。例如：

陈×× 男 46岁 贫农 玉田朝阳二队人。今年农历四月初由高处跌下损伤脑部成了脑震荡后遗症，于10月来我队就诊，主症是头昏，全身麻木无力，从脚到腰自觉时而发热。用鹿乌清震汤加减治之，连服七剂后，全身麻木，大为减轻。

王× 男 21岁 学生 城关七段人。自述被打伤后，经常腰胀，小腹和两肾肋

**149**

1949

新　中　国
地方中草药
文　献　研　究
(1949—1979年)

1979

掣，气候变化加剧，用青龙翻仙汤治之，两剂而掣痛消失。

高××　农机站职工，三月前腰部挣伤，20天前又挣伤，现症腰部疼痛，伸屈转侧困难，用雷公青蛇透骨酒方减量煎水加酒服，一剂松，二剂基本全愈。

150

# 中草药单验方选编

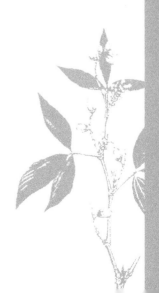

# 提　要

四川省安岳县医药卫生情报站编。

1977 年 11 月印刷。64 开本。1.6 万字。共 59 页，其中前言、目录共 7 页，正文 52 页。

本书第一部分为驯龙区"赤脚医生"训练班举办期间收集的单验方，按疾病科别分类。每病下列有处方、适应证、用法、献方人。部分疾病后附有编者按语。第二部分为安岳县第一次老中（草）医座谈会时老医生所献之方。此部分不分类，包括治疗母猪风、蛇咬伤、关节炎等疾病的单验方。

# 中草药单验方选编

四川省安岳县医药卫生情报站

一九七七年十一月

# 目　　录

**1**

1949

新中国
地方中草药
文献研究
(1949—1979年)

1979

2

1949

新 中 国
地 方 中 草 药
文 献 研 究
(1949—1979年)

1979

4

**5**

1949

新 中 国
地 方 中 草 药
文 献 研 究
(1949—1979年)

1979

· 白 页 ·

# 第 一 部 分

## 一、内（传染病）、儿、妇产科 疾病药方

### 1、流行性感冒

处方：竹叶三钱　石膏二两　麦冬四钱
甘草二钱　元参五钱　铁马鞭一两　大青
叶五钱　芦笋一两　半夏三钱。

适应症：高热，剧烈头痛，咽喉疼
　　　　痛、咳嗽、多汗等。

用法：水煎服，一日一剂。

献方人：朝阳公社卫生院　中医游侠

### 2、流行性脑脊髓膜炎

处方：银花六钱　连翘四钱　豆豉三钱
丹皮三钱　石膏八钱　栀子四钱　甘草一钱
天冬三钱　麦冬三钱　元参四钱　赤芍三钱
生地四钱。

**3**

1949

新中国
地方中草药
文献研究
(1949—1979年)

1979

项强加粉葛四钱，花粉三钱。

适应症：流脑余热未尽，口渴津枯。

用法：水煎服，一日一剂。

献方人：华严公社卫生院医生杨宗齐

3、白喉

处方：铁马鞭二至三两。

适应症：咽白喉初期。

用法：将鲜铁马鞭冲绒取汁，每四小时一次，每次2～3钱，灌入患儿口内吞下。

献方人：朝阳公社卫生院　中医游侠

4、百日咳

处方：白地黄瓜五钱　　　退骨消五钱
五匹凤四钱　三匹凤四钱　　　桑根皮四钱
夜交藤四钱　刺黄连三钱。

适应症：百日咳痉咳期。

用法：水煎服，一日一剂。

献方人：华严公社卫生院医生杨宗齐

**4**

5、细菌性痢疾

处方：当归三钱 白芍四钱 银花八钱
黄连二钱（冲） 木香四钱 防风四钱
萝卜子四钱（炒）。

适应症：痢疾里急后重，便血。

用法：水煎服，一日一剂。

献方人：建设公社卫生院中医杨森林

又方：银花一两。

适应症：急、慢性痢疾，里急后重。

用法：炒黑、水煎服。

献方人：华严公社十一大队赤脚医生
漆部炬

又方：六合草四钱 仙鹤草五钱 鱼
腥草三钱 剌黄连三钱 马齿苋一两 黄
荆子四钱。

适应症：痢疾腹痛。

用法：将黄荆子研末，余用水煎，将
黄荆子末分三次用煎好的药水冲服，一日

5

1949
新中国
地方中草药
文献研究
(1949—1979年)
1979

一剂。

献方人：华严公社卫生院医生杨宗齐

又方：马齿苋一两　大蒜五钱。

适应症：红白痢疾，里急后重。

用法：将上二味冲绒取汁，兑白糖分二次服。

献方人：城关镇卫生院中医　林斗光

6、传染性肝炎

处方：板蓝根一两　茵陈一两　当归五钱　白芍五钱　丹参一两　郁金五钱　党参五钱　黄芪五钱　黄精五钱　泽泻五钱　查肉四钱　神曲四钱。

适应症：慢性、无黄疸型肝炎

用法：水煎服，一日一剂。

献方人：华严公社卫生院医生杨宗齐

7、疟疾

处方：鲜地马桑一两．

适应症：现症疟疾．

6

用法：用糯糟或糖水煎，于疟疾发作前约两小时服。

献方人：朝阳公社卫生院中医游侠

**8、流行性腮腺炎**

处方：银花三钱　连翘三钱　香附五钱　夏枯草一两　铁马鞭一两　甘草二钱

适应症：腮腺肿大，发烧。

用法：水煎服，两天一剂，一日服三次。

献方人：朝阳公社卫生院中医游侠

**9、慢性支气管炎、哮喘**

处方：透骨消二两　丝瓜根二两　夏枯草八钱　火麻根一两。

适应症：老年咳嗽、气喘。

用法：水煎服，一日一剂。

献方人：自治公社五大队赤脚医生

　　　　　郑定志

又方：柠檬、狗肉各适量（一般以柠

7

1949

新中国
地方中草药
文献研究
(1949—1979年)

1979

檬六个用狗肉一斤）。

适应症：老年咳嗽、哮喘。

用法：将柠檬切片炖狗肉吃。感冒时忌服。

献方人：朝阳公社卫生院医生袁森林

又方：淫羊藿二两　肺筋草三两　旋鸡尾一两。

适应症：肺虚咳嗽，失眠，心累。

用法：炖猪心肺吃。

献方人：城关镇卫生院中医林斗光

又方：女贞树叶一两　鸭蛋二个。

适应症：虚劳久咳，

用法：将女贞树叶洗净切碎，炒黄用鸭蛋调好，加猪油和盐炒熟吃。

献方人：华严公社九大队赤脚医生
　　　　张益武

又方：三匹草六钱　芸香草五钱　紫苏子二钱　白毛藤八钱　吉祥草六钱　兔

8

耳风五钱 马蹄草六钱 枇杷叶四钱(去毛)

适应症：咳嗽气喘，痰涎不利。

用法：水煎服，一日一剂。

献方人：城关镇卫生院中医林斗光

10、肺脓疡、肺结核。

处方：蛮子草二两　山当归二两　排风藤二两　白芨二两。

适应症：肺痈咳嗽。

用法：水煎服，或制成丸剂，每服二钱。

献方人：大堰公社三大队赤脚医生

　　　　张用泽

又方：鱼腥草八钱　白芨八钱　冬瓜仁八钱　桃仁三钱　苡仁八钱　百部四钱　苇茎一两。

适应症：肺痈、肺结核初期。

用法：水煎服，一日一剂。

献方人：自治公社一大队赤脚医生

　　　　姚连福

**9**

1949

新 中 国
地方中草药
文 献 研 究
(1949—1979年)

1979

又方：白芨一斤 糯米一斤 冰糖适量：

适应症：肺痈吐脓痰、脓血。

用法：混合研细，每次用两匙加米汤
　　　调后蒸熟吃。

献方人：朝阳公社卫生院中医游侠

11、咯血、吐血、衄血、便血。

处方：鲜牛耳大黄根三两　猪血一斤

适应症：吐血不止，痰中带血。

用法：将上二味共煮熟吃，不放油盐

献方人：城关镇卫生院中医林斗光

又方：称托叶二两（鲜），猪杀口肉
适量。

适应症：肺痨咯血。

用法：炖杀口肉吃。

献方人：华严公社十大队赤脚医生
　　　许兴宏

又方：鱼腥草叶

适应症：鼻衄、咯血。

10

用法：取叶适量揉烂，放口中，用清凉水吞服。

献方人：龙居公社一大队赤脚医生

杨志国

又方：桤木树尖一两　车前草一两青蒿五钱。

适应症：二便出血。

用法：泡开水兑白糖当茶饮。

献方人：建设公社五大队赤脚医生

姜质彬

又方：乌梅二两　蚕砂一两（炒）。

适应症：大便下血。

用法：研细末，用醋制成丸如豌豆大每服四十粒，一日三次。

献方人：大堰公社三大队赤脚医生

张用泽

又方：观音苋五两（鲜）　三春柳二两（鲜）。

11

1949
新 中 国
地 方 中 草 药
文 献 研 究
(1949—1979年)
1979

适应症：吐血、咯血、二便出血。

用法：炖肉吃。

献方人：城关镇卫生院中医林斗光

又方：茅草根一两　百草霜一钱。

适应症：鼻出血。

用法：茅草根煎水，冲服，百草霜适量。

献方人：龙居公社四大队赤脚医生
　　　　　魏纯康

12、胸腹疼痛

处方：吴萸根一两　茴香根一两　花椒根六钱　橙子根一两　柑子根一两　凤尾草一两。

适应症：胃痛。

用法：炖猪肚吃。

献方人：自治公社五大队赤脚医生
　　　　　郑定志

又方：甘草五钱至一两　猪心肺不拘

**12**

多少。

适应症：胃痛。

用法：炖熟吃。

献方人：华严三大队赤脚医生周于文

编者按：上方以炖猪肚吃较好。

又方：橙子树上寄生枝二两。

适应症：胃脘疼痛，胸腹胀满。

用法：泡酒饮，用量按病人酒量酌饮一小杯，一日三次。

献方人：城关镇卫生院中医桼斗光

又方：夏枯草一两　灯笼草二两　马蹄草二两　过路黄二两　青木香一两　侧耳根二两。

适应症：胃溃疡。

用法：煎水当茶饮，三天一剂，可连用一月。

献方人：建设公社卫生院中医杨森林

又方：芝麻

**13**

1949

新 中 国
地 方 中 草 药
文 献 研 究
(1949—1979年)

1979

适应症：心气痛。

用法：将芝麻炒焦，每次五钱，开水送服，一日三次。

献方人：大堰公社一大队赤脚医生
　　　　邓宗楷

又方：旱仙桃一两　大刀豆壳六钱青木香六钱　地胡椒六钱。

适应症：胃痛心痛，胸腹积痛。

用法：共研细末，每次一钱，兑白酒服

献方人：城关镇卫生院中医林斗光

13、呕吐、腹痛、腹胀、腹泻、便秘、消化不良。

处方：野棉花五钱　鱼鳅串五钱　马蹄草五钱。

适应症：暑天腹胀积食。

用法：水煎服，一日一剂。

献方人：自治公社三大队赤脚医生
　　　　胡志华

14

编者按：方中野棉花有毒，宜慎用。

又方：九节龙二两。

适应证：反胃。

用法：炖肉或炖绿豆汤吃。

献方人：华严公社十大队赤脚医生
　　　　　许兴宏

又方：马蹄草叶

适应证：腹胀、腹泻、消化不良。

用法：取叶适量，洗净、冲烂，冷开水送服。

献方人：龙居公社一大队赤脚医生
　　　　　杨志国

又方：土大黄六钱　杏仁三钱　厚朴四钱　赤芍五钱　枳实六钱　火麻仁五钱

适应证：大便秘结不通。

用法：共研细末，每服五钱，或制成丸剂服。

献方人：自治公社一大队赤脚医生

15

1949
新　中　国
地方中草药
文　献　研　究
(1949—1979年)
1979

姚连福

又方：土藿香一两　伏龙肝一两　生姜三钱

适应证：暑湿呕哕。

用法：水煎服，一日一剂。

献方人：龙居公社四大队赤脚医生

　　　　魏纯康

又方：皂角

适应证：腹泻。

用法：用皂角烧存性，研末，每次五钱用白开水送下。禁食油。

献方人：大堰公社一大队赤脚医生

　　　　邓宗楷

又方：地瓜藤嫩尖尖七根

适应证：肠炎，痢疾，水泻。

用法：取上药洗净，放口中嚼烂，冷开水送下。一日三次。

献方人：朝阳公社三大队赤脚医生

　　　　唐永学

16

又方：旱莲草二两（鲜），桐子叶一两（鲜）

适应证：腹鸣、水泻。

用法：水煎服，一日一剂。

献方人：大堰公社六大队赤脚医生

张　奇

又方：马齿苋一两　鸡眼草八钱　六合草六钱　青木香五钱

适应证：肠炎痢疾，腹泻腹痛。

用法：水煎服，一日一剂。

献方人：城关镇卫生院中医　林斗光

又方：生芋子一个。

适应证：上吐下泻，四肢卷缩、麻木。

用法：生芋子刮去皮毛，生吃。吃时病者觉口麻者禁忌。

献方人：华严公社八大队赤脚医生

郭明元

14、关节炎

**17**

1949

新　中　国
地 方 中 草 药
文　献　研　究
(1949—1979年)

1979

处方：制二乌各四钱　灵仙根一两
巴豆根三钱　红牛膝五钱　野扁豆根一两
松节一两　藕节一两　伸筋草　舒筋草各
五钱。

适应证：类风湿性关节炎。

用法：炖猪蹄吃。二乌有毒,宜久炖。

献方人：建设公社五大队赤脚医生
　　　　姜质彬

又方：巴豆根三钱

适应证：关节疼痛

用法：用巴豆根炖狗肉吃。

献方人：华严公社二大队赤脚医生
　　　　蒋亿志

又方：黄桷树根二两　竹子根二两
巴豆根一两　黄牛肉一斤

适应证：风湿性关节炎。

用法：炖熟吃。

献方人：华严公社三大队赤脚医生

**18**

周玉文

又方：水黄㯏根（生在水边的黄桷树根子）适量。

适应证：瘫痪、风湿筋骨疼痛。

用法：炖老母猪肉吃。须多吃几次。

献方人：朝阳公社卫生院中医

游　侠

15、小儿流涎

处方：兔耳风三钱　石斛三钱　豆腐一块

适应证：小儿流口水。

用法：上药与豆腐同煮后吃豆腐与药汤。

献方人：朝阳公社卫生院中医

游　侠

又方：黄芩　儿茶　根据病儿年龄适量。

19

1949

新中国
地方中草药
文献研究
(1949—1979年)

1979

适应证：小儿流口水。

用法：水煎，加梨汁服。

献方人：华严公社四大队赤脚医生
张贵华

16、小儿夜哭

处方：虫退七个　卜荷三钱　水灯心
七根　艾叶一钱

用法：虫退去头足瓦上焙干为末，其
余三味煎水，一日一剂，分三次用药水冲
虫退末服。

献方人：朝阳公社三大队赤脚医生
唐永学

17、小儿遗尿

处方：益智仁　桑螵蛸　乌贼骨　复
盆子　五倍子　破故子　怀山药各三钱

适应证：小儿夜尿

用法：水煎服，一日一剂。

献方人：大堰公社八大队赤脚医生

20

李孝先

又方：夜关门一两　响铃草八钱　刺
梨根一两　阴笋子三根

适应证：小儿夜间遗尿

用法：炖猪小肚子吃。

献方人：自治公社五大队赤脚医生
　　　郑定志

18、肾炎、水肿

处方：蒲黄根一两　猪蹄一个

适应证：肾炎水肿、黄肿。

用法：炖服猪蹄及汤，不放盐。

献方人：华严公社十一大队赤脚医生
　　　漆部炬

又方：大臭草　臭牡丹　侧耳根各二两

适应证：水湿肿病流连太久，

用法：炖肉吃。

献方人：朝阳公社卫生院中医
　　　游　侠

21

1949

新 中 国
地 方 中 草 药
文 献 研 究
(1949—1979年)

1979

又方：水杨柳根二两　水白蜡树根二两　茵陈一两

适应证：湿热水肿。

用法：水煎服，一日一剂。虚肿者忌服。

献方人：自治公社一大队赤脚医生
　　　　姚连福

19、尿闭

处方：鲜黄荆尖一两

适应证：小便不通

用法：上药冲绒，用冷开水浸泡一小时后服。

献方人：华严公社六大队赤脚医生
　　　　邓泽辉

又方：夏枯草　豇豆根　南瓜根各一两　木通五钱

适应证：小便困难，淋漓不断。

用法：用淘米水煎服

献方人：朝阳公社卫生院中医
　　　　游　侠

22

20、胆结石

处方：金钱草二两　满天星五钱　苦
荞头一两　海金砂五钱　木贼草五钱　石
菖蒲二钱　隔山撬五钱　青藤香五钱　茴
香根五钱　六谷根四钱

适应证：胆结石

用法：水煎服，一日一剂　。

献方人：大埝公社四大队赤脚医生
　　　　谢明德

21、胆道蛔虫病

处方：芫荽子二两　花椒一两　醋半
斤　红糖或白糖二两

用法：将芫荽子与花椒二味用水煎好
后兑醋和糖内服。

适应证：胆道蛔虫或肠蛔虫病。

献方人：朝阳公社一大队赤脚医生
　　　　周岳明

22、精神分裂症

1949

新 中 国
地 方 中 草 药
文 献 研 究
(1949—1979年)

1979

处方：辰砂草一两　夜交藤二两　石菖蒲一两

适应证：精神紊乱，哭笑无常，乱跑乱跳。

用法：水煎服，一日一剂。

献方人：朝阳公社卫生院中医
　　　　游　侠

23、食道癌。

处方：茴香虫二条　花椒虫十二条吴萸虫二条

适应证：食道梗阻

用法：将上三味在瓦上焙干研末，兑甜酒服。

献方人：自治公社五大队赤脚医生
　　　　郑定志

编者按：用本方治胃寒痛为宜

24、月经不调

处方：乌泡根　红牛膝　月月红　山

**24**

当归　大血藤　田基黄各六钱

适应证：经来腹痛，差前错后

用法：水煎、或炖肉吃

献方人：城关镇卫生院中医　林斗光

又方：炮姜四钱　丹参一两　元胡三钱　益母草四两　红糖二两

适应证：月经期小腹痛。

用法：上药水煎好后放红糖，于将要行经前服一剂，以后连服二至三剂，一日一剂。

献方人：建设公社卫生院中医

　　　　杨森林

又方：香附一两　夏枯草二两

适应证：月经不调、痛经。

用法：水煎服

献方人：朝阳公社卫生院中医

　　　　游　侠

25、白带

1949
新 中 国
地 方 中 草 药
文 献 研 究
(1949—1979年)
1979

处方：六汗二两　苍术一两　三白村
三两

适应证：妇女白带

用法：水煎服，两天一剂。

献方人：朝阳公社一大队赤脚医生
周岳明

又方：小茴香二两　红糖二两

适应证：妇女白带

用法：水煎服

献方人：龙居公社卫生院中医
傅少伯

26、产后血晕、腹痛。

处方：三皮草一两

适应证：产后血晕

用法：将药洗净切碎煎榜糟服

献方人：自治公社四大队赤脚医生
余廷斌

又方：香附二两　益母草二两　甜酒

26

三两

适应证：产后淤血腹痛

用法：上药酌加水煎服，一日一剂。

献方人：朝阳公社一大队赤脚医生

周岳明

27、产后缺乳、乳汁不通

处方：沙参二两　鹿角霜一两　通草

三钱

适应证：产后乳汁缺乏

用法：将上药加花生米半斤，猪脚一个炖熟吃。

献方人：朝阳公社一大队赤脚医生

周岳明

又方：生虾米三两　白酒适量

适应证：乳汁不通

用法：将虾米用酒泡后，酌量饮酒。

献方人：朝阳公社卫生院中医

游　侠

**27**

1949

新中国
地方中草药
文献研究
(1949—1979年)

1979

28：子宫脱出

处方：棕树根一两　猪瘦肉适量

适应证：子宫脱出

用法：上二味炖熟后吃肉喝汤。

献方人：大墁公社八大队赤脚医生
李孝先

又方：香附一两　知母一两

适应证：子宫脱出

用法：上药共研细末，每次适量蒸鸡蛋吃，一日二次。

献方人：华严公社二大队赤脚医生
蒋亿志

29、妇科潮热

处方：荠头蒿　冬瓜仁　马蹄草　夏枯草　龙胆草　坤草　小血藤各五钱至一两

适应证：妇科潮热

用法：水煎服，一日一剂。

献方人：建设公社五大队赤脚医生

**28**

姜质彬

30、阴痒

处方：百合一两

适应证：阴道发痒，白带多。

用法：上药研末，用鸡肝切一条，拌药末塞入阴道中每晚一次。

献方人：建设公社五大队赤脚医生
姜质彬

## 二、外科疾病药方

1、急性化脓性感染

处方：山蜗牛（山螺蛳）适量，豌豆粉适量。

适应证：各种疔、疖。未溃者。

用法：先将蜗牛捣烂敷于疮上，4～6小时后将豌豆粉用冷开水调敷疮上，绷带固定，一日换一次。

献方人：大埝公社六大队赤脚医生
张　奇

1949

新 中 国
地方中草药
文 献 研 究
(1949—1979年)

1979

又方：夏枯草　鱼腥草　蒲公英　水苋菜　铧头草　一文箭　猪獠参各等量

适应证：一切阳证无名肿毒。

用法：鲜品冲烂敷，干品研粉调蜂糖敷。

献方人：华严公社九大队赤脚医生
　　　　张益五

又方：露蜂房二两　白芷一两　冰片一钱

适应证：蜂窝组织炎溃烂者

用法：将露蜂房炒成炭，与白芷、冰片共研细末，撒溃烂处加敷料固定。按一般外科常规换药。

献方人：华严公社八大队赤脚医生
　　　　郭明元

又方：泽兰一两　青蒿一两　铧头草一两　鸡蛋清适量

适应证：一切阳证疮毒初起未化脓者

30

用法：将上三味草药洗净冲烂，干品可研成粉末，加鸡蛋清适量调敷患处。

献方人：华严公社十一大队赤脚医生
　　　　漆部炬

又方：黄连　黄柏　黄芩　冰片　白芷　乌贼骨　明雄　赤石脂各等分

适应证：各种阳证疮毒已溃者

用法：上药共研细末，按一般外科常规换药，将药粉撒于疮面，敷料固定。

献方人：华严公社十大队赤脚医生
　　　　许兴宏

2、颈淋巴结结核

处方：四脚蛇一支

适应证：颈淋巴结结核

用法：将四脚蛇放瓦上焙干研末，调香油擦患处。

献方人：自治公社四大队赤脚医生
　　　　余廷斌

**31**

1949

新　中　国
地方中草药
文　献　研　究
(1949—1979年)

1979

又方：五朵云（泽漆、猫眼草）一斤

适应证：颈淋巴结结核

用法：将五朵云洗净切碎，加水煎后过滤，药液浓缩成膏，，外敷患处。

献方人：华严公社六大队赤脚医生

邓泽辉

编者按：五朵云流膏可用以治结核性溃疡与结核性瘘管有效。

又方：夏枯草　铧头草　鱼鳅串　韭菜根各一两

适应证：颈淋巴结核

用法：将上药加水煎好取汁，再加甜酒适量煎服。

献方人：华严公社四大队赤脚医生

张贵华

3、痔

处方：荸荠（茨菇）一斤　白酒一斤

适应证：内外痔疮

32

用法：将荸荠去皮切片泡入白酒内，泡半月后常服。

献方人：华严公社四大队赤脚医生
　　　　张贵华

4、各种外伤

处方：泡茄子

适应证：浅度火枪弹丸伤

用法：将老茄子切片贴于伤口上，茄片上再撒适量食盐，敷料包扎固定。每日检查换药一次。

献方人：自治公社六大队赤脚医生
　　　　陈明富

又方：桑螵蛸一两　冰片二钱

适应证：刀伤出血

用法：将桑螵蛸焙干与冰片共研细末备用。用时将药粉撒于患处，敷料固定。

献方人：华严公社五大队赤脚医生
　　　　黄在迈

1949
新中国
地方中草药
文献研究
(1949—1979年)
1979

又方：蚯蚓　白糖

适应证：烫火伤

用法：将蚯蚓若干，与等量的白糖置碗内，冲成糊状后，用以外搽（敷）患处。

献方人：朝阳公社一大队赤脚医生　周岳明

编者按：蚯蚓白糖液外用还可治一切阳证疮毒，下肢溃疡。内服可治胃溃疡。一般认为，蚯蚓以山坡土内，颈上有一圈白色者名白颈蚯蚓为佳。加工时勿洗，可将体外的泥去净，放置半天，让其将肠道内脏物排空后，再加白糖，作内服。近年来有用以治小儿高热抽搐亦有效。

又方：大黄二两　石灰半斤

适应证：水火烫伤

用法：将大黄切碎，同石灰下锅共炒，炒至石灰变黄为度，筛去大黄，石灰

34

研细备用。用时将石灰细粉干掺少量于疮面，或用凡士林配成10%的石灰油膏贴敷。

献方人：龙居公社六大队赤脚医生

张先国

编者按：关于大黄、石灰合剂，编者在古籍医书中见载于《种福堂公选良方》，名桃花散，系用作外伤止血，经编者临床应用，效果较好。近代亦有用本方为止血药的，即将生大黄、生石灰等量为末同炒，使石灰红透，大黄成灰（浙江中医杂志3：8，1966）。也有用生石灰、大黄等量共研细末（不炒）外敷伤口作止血用的（中草药单验方选编第8页，1971，内江）至于治疗烫火伤，有的用生石灰的饱和澄清液冲入等量麻油（菜油、桐油亦可代用），充分搅拌调匀后加入生大黄末调搽（中级医刊12：792，1958）。有的用

**35**

1949
新 中 国
地 方 中 草 药
文 献 研 究
(1949—1979年)
1979

陈石灰研细过筛，投入锅内炒热，将大黄投入用木板不断翻炒，石灰炒至桃红色，大黄炒成黑灰色，过筛去石灰，大黄冷却后研末备用。用时取该药粉撒烫伤表面，或调植物油涂擦（中草药单验方选集第26页、1971，内江）。

以上只作参考。

又方：①蓖麻叶二两　黄桷叶二两
②木香五钱　郁金一两

适应证：各种扭伤

用法：第一方冲烂外敷，每日一次。第二方内服，每日一剂。

献方人：朝阳公社一大队赤脚医生周岳明

编者按：木香、郁金合剂，名木金散，载于《医宗金鉴》，原载治胸痛。现有用木香一钱半　郁金三钱　作煎服剂早晚服，治扭挫伤、闪腰、岔气等疗效较好

**36**

（赤脚医生杂志 1 ： 33， 1976 ）。

又方：大血藤五钱　刺香附五钱　红花三钱　五加皮八钱　伸筋草　舒筋草各五钱

适应证：跌打损伤，扭伤腰痛。

用法：上药共研细末为丸，一日二次，每服3～5钱。亦可作煎剂内服。孕妇禁忌。

献方人：自治公社一大队赤脚医生

　　　　姚连福

5、毒蛇咬伤

处方：小过路黄　鸡屎藤　黄荆叶红薯叶各等量

适应证：毒蛇咬伤

用法：取上药鲜品洗净冲烂敷伤口上。

献方人：大垴公社卫生院中医

　　　　王富成

37

1949
新中国
地方中草药
文献研究
(1949—1979年)
1979

又方：嫩苕叶　人耳屎

适应证：毒蛇咬伤

用法：取人耳屎放入蛇咬伤处，嫩苕叶中间穿个洞，用口水把苕叶抹湿后敷伤口上，苕叶干后又换，一日数次。

献方人：朝阳三大队赤脚医生
　　　　唐永学

## 三、眼、耳、口腔科疾病药方

眼病

处方：红花一至二钱　鸡蛋一至二个

适应证：眼睛昏雾不明

用法：将红花调入蛋内，蒸熟吃。

献方人：自治公社三大队赤脚医生
　　　　胡志华

又方：鲫鱼适量

适应证：双目流泪

用法：煮稀饭吃

献方人：朝阳公社卫生院中医

38

### 游　侠

又方：枯矾三钱　冰片一钱

适应证：耳内流脓。

用法：先将耳内脓液拭干后，用鹅管或竹管吹入药粉（上药共研细末）少许。

献方人：华严公社十大队赤脚医生
　　　许兴宏

又方：麻柳树尖　地瓜藤尖　花椒树尖　杨柳树尖各七根

适应证：风火虫牙疼痛。

用法：上药取鲜品各等量，冲绒后用豌豆大一团噙于患牙处。

献方人：龙居公社六大队赤脚医生
　　　张光国

又方：香附子一两　地骨皮一两　莽头蒿一两　石膏一两　甘草五钱

适应证：一切火牙疼痛

用法：水煎服

**39**

1949

新 中 国
地 方 中 草 药
文 献 研 究
(1949—1979年)

1979

献方人：华严公社四大队赤脚医生
　　　　张贵华

## 四、皮肤科疾病药方

### 1、皮肤痒疹

处方：豆渣一斤　桐油二两

适应证：湿疹痛痒流黄水

用法：将豆渣用桐油炒熟，炒香，取出摊在青叶（芭蕉叶、牛皮菜叶、青菜叶等均可）上，放在地面退火。用时将豆渣敷于患处，一日换一次。

献方人：朝阳公社卫生院中医
　　　　游　侠

又方：过江龙尖适量，糯米适量。

适应证：过敏性皮疹

用法：上二味冲烂，调成糊状，涂敷患处。

### 2、寻常疣

处方：小苏打片　木贼草四两

40

适应证：鱼鳅痣、瘊子。

用法：小苏打口服，每次0.5克，一日三次。木贼草煎水洗患部，每天2～3次。

献方人：华严公社五大队赤脚医生
黄在辽

编者按：上方治寻常疣用小苏打内服，其作用不明。至于用木贼草煎水洗的方法，近代有用木贼 香附各一两，加水煮沸后，以适宜温度淋洗患部及浸泡，每次半小时，一日二次，直至瘊子脱落时为止（中医杂志4：23，1965）。在不便于浸泡的部位，可用热药水作湿敷，5～10分钟一次，保持温度，每次持续半小时，每日仍为二次。

3、冻疮

处方：紫草一两　当归一两　植物油四两

**41**

1949

新 中 国
地 方 中 草 药
文 献 研 究
(1949—1979年)

1979

适应证：冻疮溃烂。

用法：将药浸入油中两天后文火煎枯，去渣、外敷。

献方人：龙居公社三大队赤脚医生

邓茂国

编者按：近代有用紫草一两　当归一两　胡麻油一斤　黄蜡五两　将胡麻油文火煎当归和紫草，待药煎枯后去渣，再加黄蜡溶化成膏，冷后备用（江苏中医12：34，1959。或中医文摘1：16，1960）。如无胡麻油与黄蜡，用凡士林煎药亦可。编者经验本方治Ⅰ度与浅Ⅱ度烧伤的疗效亦好。

42

# 第 二 部 分

1、母猪风

内服：母猪藤根一两　观音掌三两
夜明砂二钱　算盘根一两　巴石藤四钱
三角枫一两　苦参二钱　熬水兑白糖日服
2—3次。

外用、过石龙蘸桐油隔橙子壳灸前
囟、太阳穴、地仓穴，手各指背第二指
节，肚脐中，脚各趾背面关节，膝盖正中
等处以热为度。

2、头风疼痛

三角枫一两　石苇五钱　算盘根一两
大血藤五钱　地瓜根五钱　芦苇根四钱
箭杆风四钱　炖肉服。

3、眼睛疼

适应症：红肿疼痛,分泌物多而干燥。

**43**

1949

新　中　国
地方中草药
文　献　研　究
(1949—1979年)

1979

　　三角枫一两　算盘根一两　千年矮根
五钱　石苇一两　红花一钱　地瓜根五钱
花椒一钱　炖肉服。

　　4、暴发火眼

　　栀子　柴胡　白蒺力　半夏　羌活
甘草适量。如严重眼不能睁，可加大黄
（成人3～4钱）。1—2剂。

　　5、止鼻血

　　适应证：不论轻重，重者二剂，轻者
一剂。

　　生刺黄芩四钱　生旱莲草五钱　生石
膏一两五钱　芦竹根二两　生仙鹤草一两
煎水服。

　　6、止外伤出血

　　旱莲草二两　苦蒿一两五钱　晒干研
末撒伤口。

　　7、肿病

　　水皂角一两　白花草六钱　隔山撬

44

（白菝）一两　叫梨子（膨胀用子5分—1钱、肿瘤用根1钱）　台乌四钱　香通三钱　鱼秋串根六钱　马蹄草四钱　煎水服，一日二次，三剂即可痊愈。

8、臌胀病

叫梨子三钱　铁篱笆刺果四钱　二昧冲绒后分七次服，日服2次，服后微微作泻，一剂服完后不愈再服第二剂、第三剂，即能痊愈。服药时注意加重营养。

9、子宫脱出

（1）蓖麻根一两　白刺根（刺三甲）一两　地麦冬五钱　仙鹤草五钱　小五谷子根五钱　小车前草五钱　五匹凤五钱　皂角针七钱 烧出尖，猪小肚子，绿豆、糯米适量，乌龟或团鱼一个。

用法：将绿豆和糯米灌入猪小肚内以灌满为度，将皂角刺插在猪肚上，同各种药、乌龟等同炖服（不用盐）。

**45**

1949

新 中 国
地 方 中 草 药
文 献 研 究
(1949—1979年)

1979

外用：蓖麻叶烧炭捶绒贴囟门，贴五分钟即取去（或蓖麻子）。

（2）轻者服上药一剂即瘥。重者在上方中加石竹根、刺萝卜、胭脂粉老壳、隔山撬、鸡屎藤，如属气滞加陈皮、木香（剂量可自酌）。

（3）雄鸡、鲤鱼、母猪肉等与第二方可炖服，病瘥后可不忌口。

（4）蚯蚓焙干为末，子宫脱出部先用1/5000高锰酸钾溶液洗后，将药末兑麻油擦。

（5）忌房事、烟酒1～2月，及重体力劳动。如会阴撕破不能瘥合的，跌仆引起的子宫脱出，效能不大。晚间能收的效果大；晚上不能自收的效果不大或无效。

10、急性黄疸

（1）药方：金钱草二两　干油菜二两　星宿草二两　小车前草一两　茵陈二

46

两　花斑竹一两　　煎服。（均用鲜药）

（2）青蒿　马鞭草　芦竹根　苦楝子　刺黄连　夏枯叶　过路黄各五钱　台乌二钱　连服三剂。

11、慢性肝炎

药方：水茴香五钱　水皂角五钱　水黄连五钱　钓鱼杆五钱　隔山撬五钱　酸浆草五钱　干油菜二两　金钱草二两　鸡屎藤一两　煎水服（用鲜药）。

12、白带方

药方：白果仁五钱　三百节一两　白鸡冠花五钱　白胭脂粉头五钱　白芨二两　山药一两　隔山撬五钱　一面罗一两　白凤尾根一两　地棕根二两　炖猪蹄或炖鸡服，连服三剂，不易复发。

13、水肿

水皂角一两　山当归一两　隔山撬一两　大臭草根六钱　鸟不站根一两　韭

47

1949

新 中 国
地 方 中 草 药
文 献 研 究
(1949—1979年)

1979

葱、山萝卜（商陆）各七钱　炖肉服。

14、遗精病

刺猬皮一个　用瓦二匹，刺猬皮放其中，两头及边用泥封，置火上焙焦，研细兑甜酒分三天服完，连服三个。即可断根。

15、蛇咬伤

（1）野烟叶一把，嚼绒放冷，咬伤部位用冷水洗后敷上。

（2）将蛇咬伤部位用好人口吸出毒液，吸时必吐去，不能咽下，吸后用水烟杆油外敷。

（3）用人耳屎外敷伤口内。

（4）蛇咬伤

蛇咬伤后，先用雄黄研细擦伤口，再用剪刀草四两　称坨叶二两　水苋菜四两　生麻芋子去皮三钱　地龙胆四两，再用烧熟的红苕一个，全部冲绒，敷咬伤周围（中心留搽雄黄点）离中心10～15厘米

**48**

内，立即止痛。

又方：先用青矾煎水洗（洗冷的）洗后，伤口周围针刺后拔火罐，再敷药。

敷药：雄黄二钱 全虫三个去足 黄柏三钱（或用蒲公英）大黄三钱 黄芩三钱 栀子三钱 青木香九钱 山慈姑三钱 金龟莲九钱 共研细末。（可搽三人）用烧熟的红薯调敷。

蛇咬伤起泡：用炉甘石乳剂（炉甘石滑石同乳细加少量水调）外擦。

蛇咬伤溃烂：忌用升丹，用兑丹、九化丹。

九化丹：龙骨四两 尖贝二两 生石膏二两 银朱一两 麝香五分 滑石三两 洗片一两 共乳极细，瓶贮。

用纱布一块，摊上凡士林撒上药粉贴伤口。

敛皮生肌：煅石膏一两 炉甘石粉一

49

1949

新 中 国
地 方 中 草 药
文 献 研 究
(1949—1979年)

1979

两　象皮三钱（切极薄、河沙炒泡、研细）
赤石脂一两　共乳细撒伤口上外敷。

16、追风丸

药物：大黄一斤　郁金（河沙炒）四两
蝉蜕二两　僵蚕（河沙炒）四两　首乌半
斤　皂角刺（烧去尖）半斤　熬水打丸。

用法：共研细末，用皂角煎水二斤打
丸如梧桐子大，每次服50～60丸，小人酌
减，口服二次，早晚开水吞下。加蜂糖兑
服更好。

主治：疥疮、癣癞、风疹、湿疹。

禁忌：服药期间忌酒。

反应：服药后小便发黄，大便出现风
泡或粘液。药止则反应消失。

17、痒疹方

药方：当归五钱　甲珠二钱　厚朴三
钱　防风三钱　大风子五钱　首乌五钱

用法：炖肉服（肉炖极烂为止）。

50

主治：初发痒疹干子子，搔抓破皮则流黄水起痂、开裂者。

18、牙痛

（1）辽细辛二钱　为末加冰片少许，用饭作坨放口中痛处噙。

（2）麻卵花、煮甜酒，或煎水服。

19、关节炎

三角枫六钱　鲤鱼风四钱　算盘子根四钱　野葡萄根四钱·大血藤四钱　地瓜根四钱　鲜金刚藤老壳四钱　地稔三钱　箭杆风三钱　泡酒服、用量适当。

严重关节炎不能起床者

陈皮　生姜　皂角　火葱各等分，鸡蛋清一个乱头发同熬，熬好后用布包药热熨患处后用手平推，使皮肤发红，盖被保温，或用灰笼火烤，出汗为止，待汗干后才起床，以免受凉。

**20、痛证**

51

1949

新 中 国
地 方 中 草 药
文 献 研 究
(1949—1979年)

1979

法罗海一钱　青木香一钱　威灵仙二钱　茴香根三钱　牛耳大黄根二钱　大血藤三钱　藿香二钱　九子连环草三钱　泡酒服。

主治：急慢性心气、冷气、肝气、胃气痛。

21、酒膏药：松香三两（用童便泡七天）　黄丹一两　轻粉六钱　藤黄六钱　雄黄三钱　花椒三钱　分别乳细（藤、雄二味要混合研才能研细，否则不能研细）。

用法：把药粉摊在皮带或一层纱布（稍大于疮面）上，用滴管吸白酒或5％的酒精浸湿药粉，用镊子或手提起皮带或纱布敷在疮上，一次可敷三天。药粉干燥时不必取下，可再滴白酒或酒精于药上，保持湿润以增强疗效。若治疗结束，可在药粉干燥时取下。

52

主治：腮腺炎、乳腺炎、阴症脓肿，未溃时才能敷（疖疮不能敷）。

22、婴儿湿疹

患于头面：

药方：黄降汞3克　黄丹5克　金陀僧20克　凡士林100克　兑成油膏，每次涂少许，疮面不能涂得过多。涂药后用干棉签在患处反复擦，至不见药时为止，如此治疗1～2次就能结痂，在表层好后还必须治疗3～4次，以巩固疗效。

23、神经性皮炎

雄黄粉一两　水银五分　花椒粉五钱用草纸5～6寸见方，将雄黄粉裹在草纸捻斗，桐油浸透，用镊子夹住点燃纸捻，将滴下的桐油用碗接着。再加花椒与纸捻灰共同研细，最后下水银同乳极细。

用法：先用酒精洗净患处，然后将药薄敷一层，连敷四天，在患处起沙眼时用盐

53

1949

新 中 国
地方中草药
文 献 研 究
(1949—1979年)

1979

水把前敷药洗净，每隔一天再敷一次。一般7～10次即能痊愈，个别人对此药有过敏反应，可停用。过敏反应是全身起皮疹，用炉甘石洗剂外洗即可解。

24、牙痛

牛王刺根　黄荆根　刺黄芩　齐头蒿各一两煎水服。

25、血崩症

大力根一两　刺黄芩一两　苦参八钱栀子四钱　一次煎水服，第二次炖肉服。

**54**

# 中草药资料
## （专题目录）

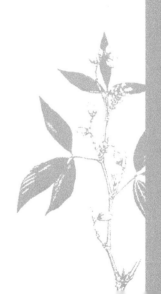

# 提　要

四川省中药研究所情报组编。

1979 年 1 月出版。共 32 页，其中目录 1 页，正文 31 页。纸质封面，平装本。

编者编写了《中草药资料》，主要侧重于运用中草药治疗疾病的临床经验等方面的内容，而本书为其专题目录。

本书分为慢性支气管炎，肿瘤，冠心病，避孕药，栽培，中草药资源，疟疾，抑菌，高血压，止血，蛇药，中草药制剂、工艺，烧伤，肝炎，止痛，血吸虫共 16 节。每节下汇总相关文献，依次列出其索书号、资料名称、资料来源和时间。

# 中草藥資料

## 专题目录

一九七八年

四川省中药研究所情报组

一九七九年元月

# 目　　录

1949

新 中 国
地 方 中 草 药
文 献 研 究
(1949—1979年)

1979

· 白 页 ·

# 1. 慢性气管炎

1949

新中国
地方中草药
文献研究
(1949—1979年)

1979

| 索书号 | 资　料　名　称 | 资　料　来　源 | 时　间 |
|---|---|---|---|
| 8783 | 霜冻茄棵治疗慢性气管炎119例的疗效观察 | 河南中医学院学报 | 1978.4 |
| 8793 | 咳喘膏实验观察 | 天津市公安医院 | 1978 |
| 9614 | "气管炎丸Ⅰ号"对单纯型老年慢性支气管炎100例疗效观察 | 青城卫生 | 1977.3 |
| 9618 | 罗布麻香烟治疗慢性气管炎172例疗效观察 | 安医科技资料 | 1978 |
| 9631 | 热参防治慢性气管炎临床观察及实验研究 | 河南驻马店地区卫生局 | 1976 |
| 9639 | 胆汁前胡片治疗气管炎 | 衢县科技 | 1978.1 |
| 9673 | 防治慢性气管炎专题进展汇编 | 医学科学院医学情报研究所 | 1978 |
| 9674 | 慢性气管炎防治研究专辑 | 厦门市中医院 | 1977 |
| 9697 | 苦参治疗慢性支气管炎的研究 | 贵州省防治慢性支气管炎办公室 | 1978 |
| 9723 | 小叶枇杷治疗慢性气管炎研究 | 甘肃省新医药学研究所 | 1978.1 |
| 9752 | 女贞制剂冬病夏治及停药后远期疗效观察小结 | 自贡科技 | 1978.1 |
| 9752 | 女贞枝叶中结晶物质、树脂类物质的提取方法小结 | 四川省中药研究所 | 1978.1 |
| 9752 | 女贞浸膏片治疗199例慢性气管炎小结 | 自贡科技 | 1978.1 |
| 9747 | 野萝卜根治疗慢性气管炎概述 | | |
| 9799 | 野马追有效成分的分析研究及其对老年慢性气管炎的疗效 | 南京药学院 | 1972 |
| 9801 | 慢性气管炎防治研究资料 | 广西壮族自治区卫生局 | 1978 |
| 9828 | 慢性气管炎 | 成都部队第三十七陆军医院 | |
| 9836 | 灯台树叶浸膏片治疗慢性气管炎25例疗效观察 | 解放军61医院 | |
| 9836 | 复方短蕚海桐片治疗老年慢性气管炎164例疗效观察 | 昆明制药厂等 | |
| 9836 | 通关藤片治疗慢性气管炎100例近期疗效观察 | 解放军60医院 | |
| 9836 | 复方万年青治疗慢性气管炎的临床观察报告 | 云南省复方万年青临床协作组 | |
| 9843 | 慢性气管炎中西医结合研究概况 | 厦门市中医院 | 1978.1 |
| 9860 | 慢性气管炎 | 广西医药成果摘要汇编（1968—1978） | 1978 |
| 9894 | 复方东果片治疗慢性气管炎230例疗效观察（附远期疗效分析） | 海口医药 | 1978.1 |

· 2 ·

· 3 ·

1949
新 中 国
地方中草药
文 献 研 究
(1949—1979年)
1979

| 索书号 | 资　料　名　称 | 资　料　来　源 | 时　间 |
|---|---|---|---|
| 9580 | 淡竹叶治疗急慢性气管炎 103 例疗效观察（附54例淡竹沥对比分析） | 同 | 上 |
| 9580 | 泽漆制剂治疗老年慢性气管炎 833 例疗效分析 | 同 | 上 |
| 9581 | 牡荆子液平喘作用临床分析 | 临床实践 | 1978.1 |
| 9607 | 霜冻茄秧治疗慢性气管炎临床疗效观察和部分药理实验结果报告 | 医学资料 | 1977.5 |
| 9611 | 慢性气管炎资料汇编 | 辽宁卫生局气管炎防治办公室 | 1977 |

# 2. 肿　瘤

1949

新 中 国
地方中草药
文献研究

(1949—1979年)

1979

| 索书号 | 资 料 名 称 | 资 料 来 源 | 时 间 |
|---|---|---|---|
| 8118 | 喜树硷混悬剂治疗原发性肝癌16例临床总结 | 中国人民解放军第88医院 | 1978.4 |
| 8137 | 慢性白血病53例临床总结 | 皖南医学院附属医院 | 1978.2 |
| 8178 | 中药治疗20例绒癌、恶葡的疗效观察 | 湖北医学院附二院 | 1978.3 |
| 3470 | 胎盘提出液皮内试验诊断恶性肿瘤 | 南充医专附院 | 1978.3 |
| 8470 | 青黛治疗恶性肿瘤的疗效观察 | 南充医专附院 | 1978.3 |
| 8614 | 中西医结合治疗原发性肝癌92例次临床观察 | 成都市第一人民医院 | 1978.7 |
| 8699 | 乌骨藤抗肿瘤作用的初步试验 | 武汉医学院 | 1976.4 |
| 8702 | 抗癌新药——石蒜硷内铵盐（AT—1840） | 中草药动态 | 1978.5 |
| 8744 | 肿瘤免疫研究资料 | 福建省医药研究所 | 1978.5 |
| 8929 | "金黄醇"抗肿瘤作用的研究 | 天津市药物研究所 | 76—77 |
| 8929 | 中草药制剂"761"的抗肿瘤作用及其毒性的实验研究 | 天津市药物研究所 | 76—77 |
| 8929 | 抗癌新药羟基斑蝥胺的药理研究 | 天津市药物研究所 | 76—77 |
| 8946 | 肿瘤专辑 | 陕西医药资料 | 1977.3 |
| 9024 | 朴树菌类抗肿瘤成份的研究 | 中药研究资料 | 1977.1 |
| 9024 | 猪苓提取物(757)对小白鼠免疫功能影响的探索 | 中医研究院中药研究所 | 1978.2 |
| 9024 | 猪苓提取物(757)合用中药和化疗对急性白血病的疗效观察小结 | 中医研究院中药研究所 | 1978.2 |
| 9024 | 六味地黄汤对荷瘤小鼠血清极谱值影响的初步观察 | 中医研究院中药研究所 | 1978.2 |
| 9024 | 16种常用动物药对移植性肿瘤的影响 | 中医研究院中药研究所 | 1978.2 |
| 9024 | 关于姜石防治癌症的问答 | 中医研究院中药研究所 | 1978.1 |
| 9036 | 雄黄治疗慢性粒细胞型的近期疗效观察 | 蚌埠医学院 | 1978.1 |
| 9036 | 雄黄治疗慢性粒细胞型白血病前后免疫功能的初步观察 | 蚌埠医学院 | 1978.1 |
| 9102 | 肿瘤专辑 | 上海第一医学院 | 1977.5 |
| 9103 | 胃癌综述专辑 | 北京市肿瘤防治研究资料 | 1977年 |
| 9103 | 北京市肿瘤防治研究资料 | 北京市肿瘤防治研究所等 | 1978.2 |
| 9103 | 肺癌的中医中药治疗 | 北京市肿瘤防治研究所 | 1978 |
| 9283 | 玻璃酸钠治疗肝癌12例临床观察初步小结 | 广西医学院学报 | 1978.3 |
| 9593 | 狼毒蒸馏液治疗癌肿29例观察报告 | 庄河县卫生局 | 1978.2 |
| 9638 | 抗肿瘤药"655"科研总结会资料汇编 | 吉林市制药厂 | 1977年 |

| 索书号 | 资 料 名 称 | 资 料 来 源 | 时 间 |
|---|---|---|---|
| 9646 | 动物可移植瘤株的建立及其保种传代的方法 | 中国医学科学院分院 | |
| 9648 | 白血病研究进展 | 医学科学院分院 | 1978年 |
| 9678 | 国内外抗癌中草药研究概况 | 陕西省科学技术情报研究所 | 1978年 |
| 9679 | 国内外子宫颈癌防治概况（文献综述） | 包头市肿瘤防治研究所 | |
| 9680 | 肺癌实验肿瘤学研究进展 | 湖北医学院 | 1978年 |
| 9682 | 肿瘤防治参考资料 | 江苏省南通地区肿瘤医院 | 1978年 |
| 9683 | 肿瘤防治研究 | 宁夏回族自治区科情所 | 1977年 |
| 9684 | 肿瘤防治资料汇编 | 福州军区肿瘤防治科研协作组 | 1978年 |
| 9686 | 福建省肿瘤防治研究资料选编 | 福建省肿瘤防治研究办公室 | 1977年 |
| 9735 | 肿瘤专辑 | 包头市医学科学情报站 | 1978.1 |
| 9753 | 抗肿瘤药物研究近况（文献综述） | 旅大市第二人民医院 | 1978.1 |
| 9759 | 祖国医学对食管癌的认识和中西医结合治疗研究概况（文献综述） | 湖南中医学院 | 1978.1 |
| 9765 | 技术抗癌作用及其原理的实验研究 | 遵义医学院 | 76—77 |
| 9790 | 大草履虫水提取液诊断胃癌的研究报告 | 吉林医学院 | 1978年 |
| 9588 | 紫草素及其衍生物的抗癌活性 | 中成药研究 | 1978.3 |
| 9743 | 中草药治疗大肠癌30例分析 | 陕西中医学院附院 | 1978.3 |
| 9815 | 国内原发性肝细胞性肝癌防治研究的进展情况 | 皖南医学院 | 1978年 |
| 9835 | 肿瘤防治研究 | 卫生部肿瘤防治研究办公室 | 1978年 |
| 9841 | 白血病资料 | 广西壮族自治区医学情报研究所 | 1978年 |
| 9843 | 钩吻（断肠草）灰治疗恶性肿瘤等初步介绍 | 厦门市中医院 | 1978.1 |
| 9847 | 植物性抗癌多糖体 | 科研资料选编 | 1978.1 |
| 9849 | 肿瘤病理研究 | 中山医学院肿瘤研究所 | 1978.1 |
| 9857 | 白血病资料 | 中医研究院西苑医院 | 1978年 |
| 9889 | 肿节风及其某些组分对615纯系小鼠的三个肿瘤模型治疗效应的观察 | 遵义医学院学报 | 1978.1 |
| 9889 | 肿节风抗癌作用的初步实验研究 I、II | 遵义医学院学报 | 1978.1 |
| 9889 | 关于615纯系小鼠的几个可移植性实体瘤模型建立情况的汇报 | 遵义医学院学报 | 1978.1 |

1949

新 中 国
地 方 中 草 药
文 献 研 究
(1949—1979年)

1979

| 索书号 | 资　料　名　称 | 资　料　来　源 | 时　间 |
|---|---|---|---|
| 9368 | 守宫酒治疗食道癌、胃癌的初步观察 | 天津市中药二厂天津市中药所 | 1978.1 |
| 9396 | 癌的免疫化学疗法的现况与将来 | 第四军医大学 | 1978.5 |
| 9653 | 实体瘤的化疗与药物研究 | 上海市医学科学情报站 | |
| 9738 | 癌瘤病因研究近况 | 河北省张家口地区医科所 | 1978.3 |
| 9738 | 胃癌的生物化学及免疫诊断概述 | 河北省张家口地区医科所 | 1978.3 |
| 9860 | 抗肿瘤新药——娃儿藤 | 广西医药研究所 | 1978年 |
| 9861 | 中西医结合防治肿瘤进展概况 | 陕西中医学院附属医院 | 1978年 |
| 9868 | 人的免疫与癌 | 安徽省科情所 | |
| 9876 | 白血病科研资料汇编 | 浙江医大附一院 | 1978年 |
| 9882 | 植物抗癌的多糖体及其他 | 中山医学院肿瘤研究所 | 1978年 |
| 9271 | 抗癌中草药介绍 | 贵州省卫生局 | |
| 8959 | 三尖杉酯碱和高三尖杉酯碱治疗34例急性非淋巴性白血病疗效及毒性反应的观察 | 浙江医科大学附属第一医院 | 1978年 |
| 4766 | 肺癌免疫治疗的新方法 | 医药参考消息 | 1978.3 |
| 6120 | 肿瘤简报 | 四川省肿瘤防治办公室 | 1977.1 |
| 6120 | 重楼抗癌作用的实验研究（摘要） | | |
| 6120 | 肿瘤简报 | 四川省肿瘤防治办公室 | 1977 |
| 6252 | 三尖杉酯碱及高三尖杉酯碱治疗急性白血病18例报告（摘要） | 科研资料 | 1977.23 |
| 6514 | 四种三尖杉酯类生物碱治疗白血病94例疗效分析 | 解放军第187医院 | 1977.10.11 |
| 6660 | 马尾连及金锦香治疗恶性肿瘤初步疗效观察 | 天台县医药公司 | 1977.1 |
| 6663 | 从病理角度谈中西医结合治疗恶性肿瘤的疗效观察 | 河北新医大学第四医院 | 1977.3 |
| 6663 | 河北省一些地区临床所用抗癌中药的实验研究 | 新医药研究 | 1977.3 |
| 6664 | 大肠癌的中草药治疗（附生存一年以上6例简况） | 浙江中医学院 | 1977.4 |
| 6685 | 谈谈中医中药治疗恶性肿瘤的初步设想 | 湖南省中医药研究所 | 1977.5 |
| 6744 | 中医药治疗肿瘤患者体外测定T淋巴细胞的初步观察 | 浙江人民卫生实验院 | 1976.2 |
| 6748 | 抗癌药物毒性反应之对策 | 江西医学科研所 | 1977.3 |
| 6744 | 三尖杉抗癌成份的研究 | 浙江人民卫生实验院 | 1976.7 |
| 6933 | 肿瘤专辑 | 河南医学科研所 | 1978.2 |

1949

新 中 国
地方中草药
文 献 研 究

（1949—1979年）

1979

| 索书号 | 资 料 名 称 | 资 料 来 源 | 时 间 |
|---|---|---|---|
| 9580 | 中草药治疗晚期食管癌存活一年以上50例临床小结 | 同上 | |
| 9581 | 藤黄制剂治疗恶性肿瘤60例临床观察 | 江西省上饶地区人民医院 | 1978.1 |
| 9588 | 中草药治疗原发性肝癌的体会 | 中成药研究 | 1978.1 |
| 9596 | 重庆市恶性肿瘤及其它死因调查资料汇编 | 重庆市卫生局 | 1977. |
| 9595 | 中西医结合治疗白血病 | 成都市第一门诊部 | 1976. |
| 9598 | 青黛治疗慢性粒细胞型白血病 | 成都中医学院附属医院 | 1976. |
| 9603 | 癌变与癌细胞的逆转和细胞基因表现的调控 | 上海市肿瘤研究所 | 1978. |
| 9604 | 有关肿瘤浸润与转移的一些问题 | 新医学基础理论研究所 | |
| 9610 | 四川省肝癌防治研究协作组第四次会议资料选编 | 四川省肿瘤防治办公室 | 1977. |

# 3. 冠 心 病

| 索书号 | 资 料 名 称 | 资 料 来 源 | 时 间 |
|---|---|---|---|
| 7277 | 冠心丸治疗冠心病56例疗效观察 | 医学资料选编 | 1977.2 |
| 7277 | 法桐籽治疗冠心病疗效观察 | 医学资料选编 | 1977.2 |
| 7491 | 心血管 | 河北新医大学 | 1977.4 |
| 7524 | 国桐叶降脂作用的研究 | 陕西省科情所 | 1978. |
| 7541 | 丹参注射液治疗冠心病32例初步观察 | 哈市三院 | 1977.3 |
| 7562 | "三根"治疗冠心病81例临床疗效初步观察 | 福建医大附一院 | 1978.1 |
| 7562 | 披针叶琉璃草治疗冠心病33例初步疗效观察 | 福建医大 | 1978.1 |
| 7611 | 急性心肌梗塞中西医结合治疗常规 | 九江医药 | 1977.2 |
| 7658 | 灵芝对小鼠心肌营养性血流量的影响 | 中国医学科学院药物研究所 | 1978.2 |
| 7658 | 北京地区562例急性心肌梗塞的中医辩证与中西医结合治疗 | 中医药研究参考 | 1978.2 |
| 7658 | 中西医结合防治研究冠心病进展 | 中医药研究参考 | 1978.2 |
| 7667 | 冠心一号为主辩证施治治疗冠心病心绞痛94例远期疗效 | 辽宁中医学院 | 1978.2 |
| 7711 | 心血管专辑 | 厦门市医药所 | 1977.4 |
| 7839 | 红香丸对实验性家兔高血脂的影响 | 衡阳医学院 | 1977. |
| 7839 | 红香丸治疗冠心病34例临床疗效观察 | 衡阳医学院附属医院 | 1977. |
| 7955 | 茵陈降脂汤治疗高脂血症33例的疗效观察 | 琼中县人民医院 | 1978.5 |
| 7955 | 灵芝养心片治疗高脂血症的疗效观察 | 广东医药资料 | 1978.6 |
| 8276 | 山豆根提取液（总生物碱）抗实验性心律失常的效果 | 山西省中医研究所 | 1978.10 |
| 8430 | 防治冠心病中草药简介 | 福建省晋江县医科所 | 1978.9 |
| 8793 | 中西医结合治疗急性心肌梗塞50例的初步体会 | 天津市公安医院 | 1978. |
| 8792 | 国外心血管疾病研究进展 | 天津制药工业 | 1978.1—2 |
| 8836 | 川芎有效成份——阿魏酸钠盐治疗冠心病疗效的初步报告 | 四川省人民医院 | 1977.1 |
| 8929 | 延胡索治疗冠心病有效成分的探讨 | 天津市药物研究所等 | 76—77 |
| 8929 | 复方"651"药理实验的初步探讨 | 天津市药物研究所等 | 76—77 |
| 8929 | 复方丹参冲剂、复方三七注射液对冠脉流量及缺氧耐力实验的初步观察 | 天津市药物研究所 | 76—77 |
| 8963 | 从四季青中提取治疗冠心病有效成份 | 江苏新医学院 | 1977.2 |
| 8963 | 泽草合剂治疗高脂血症的疗效观察 | 江苏新医学院 | 1977.2 |
| 8963 | 泽泻对实验性高脂血症和动脉硬化症的作用 | 江苏新医学院 | 1977.2 |

| 索书号 | 资　料　名　称 | 资　料　来　源 | 时　间 |
|---|---|---|---|
| 8963 | 原儿茶酸片（心电安）对冠心病的疗效观察 | 江苏新医学院第二附属医院等 | 1977.2 |
| 8963 | 心电安抗心绞痛作用的研究 | 江苏新医学院 | 1977.2 |
| 9024 | 山楂叶用于防治心血管疾病的前景 | 中医研究院中药研究所 | 1978.1 |
| 9029 | 心血宁治疗高血压，冠心病的初步临床观察 | 河南科技参考 | 1978.7 |
| 9276 | 技术油对冠心病临床疗效观察 | 山东中医学院学报 | 1978.3 |
| 9383 | 《舒心汤》治疗冠心病35例疗效的初步观察 | 襄樊市中医院 | 1978.2 |
| 9507 | 冠心苏合丸治疗心绞痛 118 例临床疗效观察 | 上海中医学院 上海中医研究所 | 1978.11 |
| 9530 | 中西医结合治疗急性心肌梗塞 132 例的体会（附1073例分组治疗对比） | 天津医学院附属医院 | 1978.1 |
| 9633 | 灵芝（G₃）治疗冠心病情况简介 | 南昌市第一医院 | |
| 9656 | 祖国医学治疗冠心病概况 | 新疆维吾尔自治区人民医院 | 1977. |
| 9671 | 心血管疾病资料汇编 | 四川医学院 | 1978. |
| 9738 | 心血管专辑 | 医药卫生 | 1978.1 |
| 9742 | 关于心肌梗塞的实验研究 | 河北省医学科学院院报 | 1978.1 |
| 9749 | 冠心Ⅱ号治疗心脑血管病 | 中医研究院 北京中医学院 | 1977.1 |
| 9749 | 川芎嗪对实验性心肌梗塞的影响 | 中医研究院 北京中医学院 | 1977.1 |
| 9750 | 高血压病冠心病防治资料汇编 | 广西壮族自治区冠心病防治协作组 | 1978.3 |
| 9757 | 三七冠心宁的研究 | 云南省药物研究所 | 1978. |
| 9765 | 卤碱治高脂蛋白血症及冠心病的近期疗效观察 | 贵州省人民医院 | （76—77） |
| 9774 | 心血管疾病资料汇编 | 安徽医学院 | 1978. |
| 9860 | 心脏血管病 | 广西医药成果摘要汇编 | 1978. |
| 9862 | 高血压病冠心病的研究近况 | 西安医学院第一附属医院 | 1978. |
| 9890 | 急性心肌梗塞的前驱表现及早期心电图改变（附21例急性心肌梗塞临床分析） | 临床资料参考 | 1978.6 |
| 6514 | 中西医结合治疗急性心肌梗塞82例疗效分析 | 中山医学院第一附属医院 | 1977.9 |
| 6514 | 入地龙治疗高脂血症70例疗效观察 | 解放军第 187 医院 | 1977.7 |
| 6523 | 大剂量抗坏血酸对高脂血症病人血脂水平的影响 | 河北医学科学研究所 | 1977.5 |
| 6685 | 冠心Ⅱ号治疗冠心病40例疗效观察 | 河南开封中医院 | 1977.5 |

# 1949
新 中 国
地方中草药
文 献 研 究
(1949—1979年)

# 1979

| 索书号 | 资 料 名 称 | 资 料 来 源 | 时 间 |
|---|---|---|---|
| 6744 | 泽泻降血脂的临床和实验研究 | 浙江人民卫生实验院 | 1976.1 |
| 6748 | 牡荆根煎剂治疗冠心病心绞痛25例小结 | 江西省第一人民医院 | 1977.3 |
| 6839 | 降血脂药物研究近况 | 山西医药杂志 | 1977.6 |
| 6937 | 茵术汤加味治疗冠心病初步报告 | 浙江医科大学附院 | 1977.6 |
| 6989 | 三七绒根（76017）提出物对在体犬心脏冠状动脉血流量的作用 | 昆明医学院 | 1977.2 |
| 7170 | 心脏血管疾病 | 中国医科院心血管研究所 | 1977.3 |
| 7170 | 北京地区冠心病协作组1976年急性心肌梗塞临床资料总结 | 心血管疾病 | 1977.2 |
| 7204 | 中西医结合治疗急性心肌梗塞 | 沈阳医学院附二院 | 1977.4 |
| 7522 | 牡荆根煎剂治疗冠心病心绞痛25例小结 | 江西第一人民医院 | 1976. |
| 7522 | 冠心病中医辩证论治的长期疗效 | 同　　上 | |
| 7522 | 诊断冠状动脉一种新的药物试验 | 医药资料 | 1976. |
| 7955 | 健心汤制成注射液的药理实验研究 | 广州部队总医院 | 1977.11 |
| 7955 | 白鹤灵芝草治疗冠心病97例疗效观察 | 广东医药卫生研究所 | 1977.8 |
| 8230 | 冠心病防治研究总结 | 河北保定医科所 | 1977.9 |
| 8325 | "冠通四号"注射液对心血管系统的作用 | 北京医学院学报 | 1978.1 |
| 8783 | 冠心病中医辩证分型的讨论 | 河南中医研究所 | 1978.1 |
| 8897 | 盐肤木治疗冠心病研究 | 福建医药卫生 | 1977.4 |
| 8936 | 附子治疗冠心病的探讨 | 潍坊市轻工局医院 | 1977.2 |
| 9509 | 茴心草在防治冠心病中的作用 | 万县中医药 | 1977.1 |
| 9042 | 复方刺五加治疗冠心病15例疗效观察 | 黑龙江省祖国医药研究所 | 1976. |
| 9396 | 心血管专辑 | 第四军医大学 | 1977.7 |
| 9513 | 心血管病防治资料汇编 | 福州军区心血管组 | 1977. |
| 9580 | 丹参酮治疗冠心病10例小结 | 上海中医学院曙光医院 | |
| 9580 | 心舒片治疗冠心病90例临床疗效观察 | 同　　上 | |
| 9580 | 麦冬制剂治疗冠心病的临床疗效及实验观察 | 同　　上 | |
| 9580 | 冠心苏合丸治疗心绞痛118例临床疗效观察 | 同　　上 | |
| 9580 | 冠心病心绞痛辩证分型探讨（附200例心绞痛病例分析） | 同　　上 | |
| 9582 | 心血管药物（专题综述） | 天津医药科情站 | 1978. |
| 9588 | 冠心病药物——苏冰滴丸的试制研究 | 上海中药一厂 | 1978.1 |

1949
新　中　国
地 方 中 草 药
文 献 研 究
(1949—1979年)
1979

# 4. 避 孕 药

| 索书号 | 资　料　名　称 | 资　料　来　源 | 时　间 |
|---|---|---|---|
| 6153 | 男性激素避孕的研究进展 | 浙江卫生实验院 | 1978.6 |
| 6461 | 天花粉中期流产的研究 | 湖北省天花粉协作组 | 1978.1 |
| 7000 | 胎儿宫内诊断的进展（综述） | 武汉市第八医院 | 1978.2 |
| 7658 | 中药川芎对早期妊娠的诊断 | 河北省邮电印刷厂医务室 | 1978.2 |
| 7725 | 天花粉针剂应用于中期妊娠引产及各种滋养叶细胞疾病治疗3491例报告 | 昆明市延安医院 | 1978.3 |
| 8015 | 天花粉肌肉注射引产100例报告 | 东川矿务局卫生处 | 1978.4 |
| 8929 | 丝瓜子避孕作用探索 | 天津市药物研究所 | |
| 8929 | 130种中草药避孕作用的动物筛选 | 同 | 上 |
| 9048 | 天花粉羊膜腔注射中期妊娠引产213例临床观察 | 烟台市医院 | 1978. |
| 9688 | 男用口服避孕药研究资料 | 山东省计协 | 1978. |
| 9884 | 免疫避孕 | 遵义医学院 | 1978.2 |
| 6252 | 天花粉中期妊娠引产306例临床分析 | 苏州医学院第一医院 | 1977.24 |
| 6744 | 合笼大鼠阴道涂片检查精子的简化方法 | 浙江人民卫生实验院 | 1976.1 |
| 9588 | 三种民间植物制剂的抗生育活性的研究 | 中成药研究 | 1978.1 |
| 9606 | 滋养叶含一合体细胞的功能与流产的研究 | 新疆维吾尔自治区昌吉州卫生校 | 1977 |

# 5. 栽　培

1949

新 中 国
地方中草药
文 献 研 究
(1949—1979年)

1979

| 索书号 | 资 料 名 称 | 资 料 来 源 | 时 间 |
|---|---|---|---|
| 6288 | 当归及其防止早期抽苔的研究 | 西北植物研究所 | 1977.12 |
| 6520 | 中草药栽培及药用动物饲养（黄连高产，天麻有性繁殖等） | 四川中草药通讯 | 1977.3 |
| 8560 | 天麻人工栽培试验总结 | 广西植物研究所 | 1977.4 |
| 8962 | 介绍几种中草药材在湖区栽培的技 | 益阳医药 | 1977.1 |
| 9543 | 术薏苡栽培研究 | 南京药学院 | 1977. |
| 9615 | 天麻栽培研究(1976—1977) | 四川中药研究所南川药物场 | 1978 |

‹ 18 ›

# 6. 中草药资源

1949

新　中　国
地方中草药
文　献　研　究
(1949—1979年)

1979

# 7. 疟　疾

| 索书号 | 资　料　名　称 | 资　料　来　源 | 时　间 |
|---|---|---|---|
| 6252 | 疟疾的复发—仍然是个迷 | 苏州医学院 | 1977.21 |
| 6893 | 疟疾人工自动免疫近况综述(70—75) | 寄生虫病研究动态 | 1978.1 |
| 6893 | 新抗疟化合物679复方对140例间日疟的根治效果的观察 | 淮南市抗疟药临床研究组 | 1978.1 |
| 7637 | 疟疾防治研究资料汇编免疫专集 | 四川地区疟防办 | |
| 7955 | 小灵猫制剂治疗疟疾研究初步报告 | 广东省昆虫研究所 | 1977.10 |
| 9860 | 我国猴疟原虫的发现和研究 | 广西医学院 | 1978. |
| 8451 | 抗疟中草药青蒿的研究 | 卫生防疫 | 1978.2 |
| 8451 | 青蒿浸膏片治疗281例间日疟临床疗效观察 | 河南省疟防协 | 1978.2 |
| 9834 | 青蒿抗疟研究 | 广东地区五二三办公室 | 1978. |
| 6201 | 小青草治疗间日疟效果进一步观察 | | 1978.2 |

# 8. 抑 菌

1949
新中国
地方中草药
文献研究
(1949—1979年)
1979

# 9. 高 血 压

| 索书号 | 资 料 名 称 | 资 料 来 源 | 时 间 |
|---|---|---|---|
| 6461 | 樟树籽生物碱的降压作用 | 湖北省中西医结合研究所 | 1978.1 |
| 6663 | 641丸治疗高血压182例的疗效观察 | 河北新医大学 | 1978.3 |
| 6663 | 高血压病国外研究进展 | 同 上 | 1978.3 |
| 6839 | 元参勾藤汤治疗高血压80例临床观察 | 山西医药杂志 | 1978.4 |
| 7277 | 吴茱萸对高血压病和实验性高血压的影响 | 兰州军区84806部队 | 1977.2 |
| 7515 | 绿胆丸治疗52例高血压的近期疗效 | 益都县人民医院 | 1978.2 |
| 7364 | 海带根治疗高血压病86例近期疗效观察 | 晋江医学科学研究所 | 1978.1 |
| 7963 | 槲皮素治疗高血压病56例临床观察 | 景德镇市医科所 | 1978.1 |
| 8372 | 玫瑰茄治疗高血压81例近期疗效观察 | 厦门市二医院 | 1977. |
| 9029 | 双黄片治疗高血压100例疗效观察 | 郑州市二医院 | 1978.7 |
| 9029 | 飞廉治疗高血压病178例疗效分析 | 洛阳市心血管疾病协作组 | 1978.7 |
| 9129 | 杜仲树枝条的急性降压作用 | 贵州中医研究所 | 1978.3 |
| 9368 | 清宫丸治疗高血压 | 天津市水阁医院 | 1978.1 |
| 9411 | 驳骨草注射液的降压实验研究 | 广东农垦卫生 | 1978.1 |
| 9507 | 用高五方、臭梧桐、汉防己治疗高血压疗效分析 | 上海中医院 | 1978.11 |
| 9507 | 降压糖浆治疗原发性高血压43例小结 | 同 上 | |
| 9762 | 草药治疗高血压40例疗效小结 | 解放军47医院 | 1977. |
| 9745 | 降压灵的研究 | 云南药物研究所 | 1978. |
| 9860 | 三七花的降压作用 | 广西区药检所 | 1978. |
| 6153 | 中西医结合治疗难治性高血压病52例疗效分析 | 杭州市第五医院 | 1977.11 |
| 6153 | 活血化瘀汤、清热活血汤对100例高血压病疗效初步观察 | 中国人民解放军八三〇一五部队 | 1977.11 |
| 6660 | 建瓴汤加味治疗高血压的临床应用 | 温岭县人民医院 | 1977.1 |
| 6855 | 狗尾巴草煎剂治疗高血压病22例 | 烟台医药 | 1977.4 |
| 6937 | 仙灵脾治疗高血压病115例的临床观察（简报） | 浙江中医研究所 | 1977.6 |
| 7237 | 新降压药褐藻氨酸研究初报 | 山东医药工业 | 1977.1、2合刊 |

| 索书号 | 资料名称 | 资料来源 | 时间 |
|---|---|---|---|
| 8230 | 高血压病防治研究总结 | 保定医药资料 | 1977.9 |
| 8699 | 桑菊降压片治疗高血压病100例疗效观察 | 武汉医学院附一院 | 1977.6 |
| 8783 | 三红粥治疗25例高血压病的疗效观察 | 中国人民解放军第一五七九医院 | 1978.1 |
| 9293 | 山绿茶治疗高血压病118例小结 | 广西医学院院刊 | 1978.1 |
| 9507 | "高641片"治疗高血压病 | 上海中医学院曙光医院 | 1966.9 |
| 9580 | 高三方治疗高血压病54例的调查报告 | 同　上 | 1977. |
| 9601 | 高血压病的流行病学和防治 | 上海市高血压研究所 | |

1949
新 中 国
地 方 中 草 药
文 献 研 究
(1949—1979年)
1979

# 10. 止 血

| 索书号 | 资 料 名 称 | 资 料 来 源 | 时 间 |
|---|---|---|---|
| 4777 | 马齿苋注射液止血作用 172 例临床疗效观察 | 贵州省惠水医院 | 1978.总31 |
| 6252 | 蛇毒对凝血系统的作用（综述） | 苏州医学院 | 1978.26 |
| 6288 | 补骨脂素止血效果观察 | 天津医学院附院 | 1978.5 |
| 6514 | 17种止血中草药的实验研究（体外血液凝固筛选实验初报） | | 1978.2 |
| 6710 | 17种止血中草药的科学研究——体外血液凝固筛选实验报导 | | 1978.1 |
| 6963 | 血愈片治疗上消化道出血105例 | 上海市纺织二院 | 1978.5 |
| 9090 | 虫当归混合注射液治疗出血性疾病临床初步观察 | 江西省药物研究所 | 1978.1 |
| 9129 | 马齿苋注射液产后止血 200 例临床疗效观察 | 贵阳市妇幼保健院 | 1978.3 |
| 9501 | 中草药治疗上呼吸道出血100例 | 上海中医学院附属龙华医院 | 1978.11 |
| 9745 | 止血药———大叶紫珠的研究 | 云南省药物研究所 | 1978. |
| 9884 | 仙鹤草明胶海绵粉止血作用的初步观察 | 遵义医学院 | 1978.1 |
| 6252 | 白芨粉治疗上消化道出血51例临床报告 | 苏州医学院 | 1977.23 |
| 6252 | 中西医结合治疗上消化道出血之研究 | 同 上 | |
| 6711 | 庐山止血粉临床疗效观察 | 庐山植物园等 | 1978.3 |
| 6855 | 马齿苋注射液用于手术切口止血42例初步观察 | 福山县人民医院 | 1977.4 |
| 6963 | 止血粉治疗上消化道出血220例 | 北京市工农兵医院 | 1978.3 |
| 8699 | 17种中草药体外血液凝固筛选实验研究 | 武汉医学院附一院 | 1977.6 |
| 7711 | 中药三七、儿茶治疗上消化道出血疗效初步观察 | 厦门市第二医院 | 1977.1 |
| 9580 | 新黄土汤治疗上消化道出血25例疗效观察 | 上海中医学院附属曙光医院 | 1977. |
| 9580 | 土大黄治疗上消化道出血 145 例疗效观察 | 同 上 | |
| 9580 | 荠菜治疗上消化道出血40例临床疗效小结 | 同 上 | |

# 11. 蛇　药

1949

新 中 国
地方中草药
文 献 研 究
(1949—1979年)

1979

# 12. 中草药制剂、工艺

| 索书号 | 资 料 名 称 | 资 料 来 源 | 时 间 |
|---|---|---|---|
| 6288 | 丹参的化学及其制剂的研究 | 河南南阳化学制药厂 | 1978.7 |
| 7490 | 冠心舒的生产工艺 | 山东医学院学报 | 1978.1 |
| 7667 | 中药炮制经验介绍 | 辽宁中医 | 1978.2 |
| 7712 | 有关中草药注射剂几个问题的讨论 | 定海县小沙公社医院 | 1978.1 |
| 8075 | 药剂学专题选编 | 沈阳药学院学报 | 1977. |
| 8963 | 苦黄注射液的制备及讨论 | 江苏新医学院第二附属医院 | 1977.2 |
| 9047 | 谈谈中草药注射剂的止痛剂 | 大幸店医院 | 1978.1 |
| 9129 | 马齿苋注射液制备工艺改进的探讨 | 贵阳市妇幼保健院 | 1978.3 |
| 9129 | 复方千里光注射液的配制及工艺选择 | 贵州药讯 | 1978.2 |
| 9240 | 中药制剂 | 成都中医学院 | 1978. |
| 9276 | 谈中草药炮制 | 山东中医学院 | 1978.2 |
| 9588 | 穿心莲制剂研究的概况 | 上海中药三厂 | 1978.2 |
| 9588 | 制川乌炮制工艺的改革 | 上海虹口中药厂 | 1978.2 |
| 9588 | 朱砂生产工艺部分改革 | 南京药学院 | 1978.2 |
| 9633 | 中草药制剂资料汇编 | 广州市药检所 | 1977. |
| 9662 | 中草药制剂的化学基础 | 北京医学院 | |
| 9662 | 关于提高中草药针剂质量的经验 | 二〇九医院 | |
| 9802 | 亮菌甲素（假密环菌甲素）注射剂的生产工艺及质量标准（草案） | 江苏省"亮菌"科研协作组 | 1978. |
| 9873 | 中药制剂讲义（试用教材） | 上海市药材公司 | 1976. |
| 4777 | 中草药及中草药制剂药理作用的动物实验简介 | 云南药检汇报 | 30 |
| 4777 | 中草药化学成分与其制剂的有关问题 | 同 上 | |
| 6288 | 中草药注射剂除去杂质和解决沉淀的方法 | 首都医院 | 1978.2 |
| 6288 | 制备中草药注射剂要注意配伍禁忌问题 | 湖南医学院附二院 | 1972.2 |
| 6288 | 丹参注射液原制备工艺比加盐酸沉淀法好 | 河南南阳化学制药厂 | 1978.2 |
| 7667 | 中药炮制原理的初步探讨 | 辽宁中医学院 | 1977.1 |
| 7960 | 中草药炮制对部分药物理化性质的影响 | 济南市职业病防治院 | 1977.3 |

| 索书号 | 资　料　名　称 | 资　料　来　源 | 时　间 |
|---|---|---|---|
| 8702 | 中草药新剂型的发展 | 中草药动态 | 1971.12<br>12 |
| 8783 | 中草药针剂生产概况 | 河南中医学院 | 1978.1 |
| 9544 | 中药酒炒类炮制的研究 | 山东中西结合研究院 | 1977. |
| 9583 | 制剂操作规程 | 四川省人民医院 | 1977. |
| 9588 | 荆条叶**挥发油**微型胶囊制备工艺简介 | 北京市中药四厂 | 1978.1 |
| 9129 | 对含**挥发油**成份的中草药制备注射剂的初步探讨 | 贵州药检所 | 1977.3 |
| 9129 | **熟石膏吸附法在制备中草药注射剂中**的应用 | 贵州药讯 | 1978.1 |
| 9129 | **贵州省农村常用中草药制剂介绍**(四) | 同　上 | |

1949

新 中 国
地 方 中 草 药
文 献 研 究
(1949—1979年)

1979

# 13. 烧 伤

| 索书号 | 资 料 名 称 | 资 料 来 源 | 时 间 |
|---|---|---|---|
| 6963 | 治疗烧伤的临床经验和体会 | 成都中医学院 | 1978.9 |
| 7188 | 烧伤专辑 | 第四军医大学 | 1978.7 |
| 7915 | 烧伤防治研究专辑 | 第三军医大学 | 1978.3 |
| 8019 | 烧伤专辑 | 第二军医大学 | 1978.3 |
| 9773 | 菌罗液对早期烧伤抗渗作用的动物实验小结 | 北京军区军医学校 | 1978.1 |
| 9814 | 国内外治疗严重烧伤的进展 | 安徽医学院 | 1978. |
| 6527 | 中药"鱼岭素"治疗烧伤255例 的 临床观察及毒性试验研究 | 福州军区后勤部卫生部 | 1977.1 |
| 7059 | 内服中药抗烧伤感染的一点体会 | 北京积水潭医院等 | 1977.1 |
| 7574 | 中西医结合治疗烧伤 | 临武县人民医院 | 1977.2 |
| 8445 | 总腐植酸钠治疗大面积烧伤的观察报告 | 宁夏科技动态 | 1977.7 |
| 9533 | "703"灼烧伤气雾剂临床使用 小 结 | 上海市工农医院 | |
| 9507 | 雪药草治疗烧烫伤100例报导 | 万县地区人民医院 | 1977.1 |
| 9598 | 虎杖制剂治疗烧伤 | 四川医学院附属医院 | 1976. |

# 14. 肝 炎

1949
新 中 国
地 方 中 草 药
文 献 研 究
(1949—1979年)
1979

# 15. 止　痛

| 索书号 | 资　料　名　称 | 资　料　来　源 | 时　间 |
|---|---|---|---|
| 6117 | 镇痛药野木瓜的研究（二） | 新医药资料 | 1973. |
| 6156 | 七叶莲止痛疗效观察（131例分析） | 长沙市第四医院 | 1973.1 |
| 6156 | 铁线莲止痛100例临床小结 | 同　上 | |
| 6527 | 痛觉生理及痛觉学说 | 福州军区后勤部卫生部 | 1976.21 |
| 6963 | 复方元胡注射液术后止痛效果的初步观察 | 新医药学杂志 | 1974.5 |
| 7078 | 鸡屎藤注射液的止痛疗效观察 | 从化县人民医院 | 1973.2 |
| 7360 | 鸡屎藤注射液止痛实验与疗效观察 | 7005部队卫生队 | 1973.2 |
| 7566 | 中草药鸡屎藤注射液止痛效果的观察 | 医学情况交流 | 1975.12 |
| 7905 | 关于痛与镇痛生理的几个问题 | 湖南医学院 | 1974.1 |
| 7955 | 鸡屎藤注射液治疗各种痛症230例疗效观察 | | |
| 8430 | 痛觉生理及痛觉学说 | | 1976.7 |

# 16. 血 吸 虫